ウィメンズヘルスケア・サポートブック

シフトチェンジをスムーズに

更年期からの体のトリセツ

不調を改善・予防するセルフトレーニングと指導

奥谷まゆみ

【著】

日本看護協会出版会

〈ウィメンズヘルスケア・サポートブック〉
女性の生涯にわたる健康の維持・促進を見据えたケアを提案します。

••••• はじめに

「更年期」

「閉経」

これらの言葉を見るだけで，女性である自分が終わってしまうような，なんだか不安で寂しい気持ちになってしまいますよね。

でも，本当は違うのです。

更年期は終わりではなく，人生の折り返し地点，まだほんの半分です。今まで生きてきた道のりをもう1回辿るくらいの長い時間が，まだこれから先にあるのです。

ただ，「折り返し地点」といっても，そこから先は決して「下り」ではありません。排卵という大仕事から解放された，軽やかで明るい人生がそこにはあるのです。

つまり更年期は，そのシフトチェンジの時期。女性ホルモンという，体の働きを助けてくれる応援団がいなくなった体の使い方に慣れていく時期です。更年期をきっかけに，今までの体の使い方を振り返り，そして，シフトチェンジした体と仲よく生きていくようにすれば，不調は改善され，その後の人生も生き生きと過ごすことができます。

本書では，更年期以降を元気に過ごせる体の使い方についてお話ししていますが，それと合わせて，誰かにそれを指導するときの方法なども解説しています。誰にでもできる内容ですので，1人でも多くの人に更年期を軽やかに迎え，過ごしてもらえるように，皆さんもどうぞその伝え手になってください。

更年期や閉経を迎えたら，「おめでとう，お疲れ様！」と声を掛け合える，そんな社会を一緒につくっていきましょう。

2024年3月

奥谷まゆみ

目　次
contents

はじめに ……………… i

本書で紹介するエクササイズについて ……………… vii

漫画「更年期ってなんだろう？」……………… viii

第 1 章　更年期不調の「もう一つの」原因

1.1　「今までと違う」という不安感 ……………………………………… 1

1.2　更年期不調の「もう一つの」原因は姿勢 ……………………… 2

1.3　姿勢の崩れによって起こるトラブル ……………………………… 4

　1.3.1　骨格のトラブル（四十肩，五十肩／腱鞘炎，ばね指／腰痛／股関節痛／
　　　　膝痛／足裏の痛み，外反母趾／生理痛（月経痛）） ……………… 4

　1.3.2　筋肉のトラブル ……………… 9

　　1）筋肉が引っ張られたままになって使えなくなるケース ……………… 9

　　2）筋肉が縮んでしまって使えなくなるケース ……………… 10

　1.3.3　内臓下垂によるトラブル（逆流性食道炎／便秘／頻尿／尿漏れ／排卵痛）
　　　　……………… 11

　1.3.4　自律神経のトラブル ……………… 13

1.4　姿勢の崩れと更年期不調の関係 ……………………………………… 14

　1.4.1　更年期と自律神経 ……………… 14

　1.4.2　女性ホルモンの減少加速 ……………… 15

　　column　男性の更年期 ……………… 16

1.5　姿勢の改善で解消された更年期トラブルの例 ……………………… 16

　A さん（54 歳）　主な症状：ホットフラッシュ ……………… 17

　B さん（48 歳）　主な症状：イライラ ……………… 18

　C さん（42 歳）　主な症状：疲れやすさ ……………… 20

　D さん（45 歳）　主な症状：気持ちの落ち込み ……………… 22

　E さん（52 歳）　主な症状：睡眠障害 ……………… 24

Ｆさん（50歳）　主な症状：息苦しさ ⋯⋯⋯⋯ 26

Ｇさん（43歳）　主な症状：むくみ ⋯⋯⋯⋯ 27

第2章　更年期不調を改善する「骨盤姿勢」をやってみよう

2.1　支えるのが大変な3つの「重たいもの」 ⋯⋯⋯⋯⋯⋯⋯⋯⋯⋯⋯⋯⋯⋯⋯ 32

2.1.1　内臓 ⋯⋯⋯⋯ 33

2.1.2　頭 ⋯⋯⋯⋯ 33

2.1.3　骨盤 ⋯⋯⋯⋯ 33

2.2　「骨盤姿勢」をやってみよう ⋯⋯⋯⋯⋯⋯⋯⋯⋯⋯⋯⋯⋯⋯⋯⋯⋯⋯⋯⋯ 34

2.2.1　座り姿勢 ⋯⋯⋯⋯ 35

1）骨盤を立てる ⋯⋯⋯⋯ 35

EXERCISE 「骨盤姿勢」での座り方 ▶動画アリ ⋯⋯⋯⋯ 35

EXERCISE 骨盤を立てやすくするエクササイズ（裏腿ほぐし）▶動画アリ ⋯⋯ 37

2）頭を体の上に乗せる ⋯⋯⋯⋯ 38

column 「スマホ姿勢」を改善しよう ⋯⋯⋯⋯ 39

2.2.2　「骨盤姿勢」は「支える筋肉」のスイッチが入る姿勢 ⋯⋯⋯⋯ 40

column 尿漏れの改善には，骨盤底筋エクササイズより「骨盤姿勢」⋯⋯⋯⋯ 41

2.2.3　姿勢の崩れをチェックする ⋯⋯⋯⋯ 42

1）背骨のS字カーブ ⋯⋯⋯⋯ 42

CHECK 背骨ライン：S字カーブの切り替わり位置は？ ▶動画アリ ⋯⋯⋯⋯ 42

2）首のライン ⋯⋯⋯⋯ 44

CHECK 首のライン：頭の位置は？ ▶動画アリ ⋯⋯⋯⋯ 44

3）肩の浮き ⋯⋯⋯⋯ 45

CHECK 肩の浮き ▶動画アリ ⋯⋯⋯⋯ 46

EXERCISE 背骨のS字カーブを改善するエクササイズ ▶動画アリ ⋯⋯⋯⋯ 47

column 「正しい姿勢」は，男性と女性，民族などによって少し違う ⋯⋯⋯⋯ 48

2.2.4　正しい姿勢をキープする ⋯⋯⋯⋯ 49

EXERCISE 正しい座り姿勢をキープしやすくするエクササイズ ▶動画アリ ⋯⋯ 49

column 運転中の姿勢 ⋯⋯⋯⋯ 51

2.2.5　立ち姿勢 ⋯⋯⋯⋯ 52

　1）骨盤を立てる ⋯⋯⋯⋯ 52

　2）頭を体の上に乗せる ⋯⋯⋯⋯ 52

　3）筋肉に「上向きの矢印」を入れる ⋯⋯⋯⋯ 53

　EXERCISE 背骨を上に伸ばすエクササイズ ▶動画アリ ⋯⋯⋯⋯ 54

　4）上半身は「寄りかかる」感覚 ⋯⋯⋯⋯ 56

　5）お尻は締めない ⋯⋯⋯⋯ 57

column 絶対にしないでほしい立ち姿勢 ⋯⋯⋯⋯ 57

2.2.6　歩き姿勢 ⋯⋯⋯⋯ 58

　1）歩き出しの姿勢が大切 ⋯⋯⋯⋯ 58

　2）後ろの脚を伸ばして歩く ⋯⋯⋯⋯ 58

　EXERCISE 脚を伸ばしやすくするエクササイズ（3種類）▶動画アリ ⋯⋯⋯⋯ 59

　EXERCISE 歩き姿勢の練習 ▶動画アリ ⋯⋯⋯⋯ 63

　3）前脚のことは考えない ⋯⋯⋯⋯ 64

　4）薬指のラインで歩く ⋯⋯⋯⋯ 64

　5）「反ってはいけない」という固定観念を手放す ⋯⋯⋯⋯ 65

column カバンやリュックサックの持ち方・背負い方 ⋯⋯⋯⋯ 66

2.3　「骨盤姿勢」を自分のものにする ⋯⋯⋯⋯ 66

2.3.1　自分の感覚と実際との差を埋める ⋯⋯⋯⋯ 66

2.3.2　正しい姿勢は自然な姿勢ではない ⋯⋯⋯⋯ 67

2.3.3　「骨盤姿勢」を自分の体に落とし込むコツ ⋯⋯⋯⋯ 68

　1）場面を決めてやってみる ⋯⋯⋯⋯ 69

　2）動き出しだけ意識する ⋯⋯⋯⋯ 69

　3）目線に慣れる ⋯⋯⋯⋯ 69

　4）骨盤姿勢は「戻ってくるところ」 ⋯⋯⋯⋯ 70

　5）快適だから「骨盤姿勢」でいる ⋯⋯⋯⋯ 70

　6）「骨盤姿勢」は体への思いやり ⋯⋯⋯⋯ 70

column まわりの人の姿勢を直したい ⋯⋯⋯⋯ 71

第3章 更年期から始まる新しい生き方

3.1 穏やかな人生の始まり ───────────────── 73

3.2 クリエイティブな人生の始まり ───────────── 74

3.3 体は休めるよりも積極的に使う ───────────── 75

3.4 姿勢への意識を忘れない ─────────────── 76

3.5 結婚・出産経験の有無と更年期不調の有無は全く関係ない ── 77

索　引 ┄┄┄┄┄┄ 79

▼ 本書で紹介するエクササイズについて

- 本書では，エクササイズを自分で行うときの手順やコツだけでなく，まわりの人に伝える ときの「指導のポイント」を紹介しています。

- 指導する場合は，まず自分自身で実感することが大切です。自分でそのエクササイズを1〜 2週間続けてみて，どんな変化や効果があるのか，どういうところがつかみにくいのか，間 違いやすいのかなどを実感してから指導すると，自分の言葉で伝えることができるように なります。

- 指導の際には，まずは解説しながら一通りエクササイズを行っているところを見せてあげ ましょう。

- 指導を受ける側がはじめからパーフェクトに「効かせるエクササイズ」ができるようにな ることは望まないようにしましょう。また，注意ポイントがいくつかあるとしたら，1つで きたらもう一つ，と積み上げるように指導しましょう。

- いくつかのエクササイズでは，「タオルボール」を使用します。

〔作り方〕

① フェイスタオルを二つ折りにし，さらに四つ折り にします（厚手のタオルであれば，三つ折り）。

② 固めにくるくると巻きます。

③ 荷造り紐などで，きつめに縛ります。直径7〜8 cmくらいになるようにつくると使いやすいです。

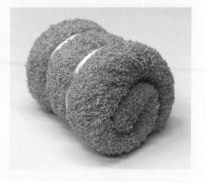

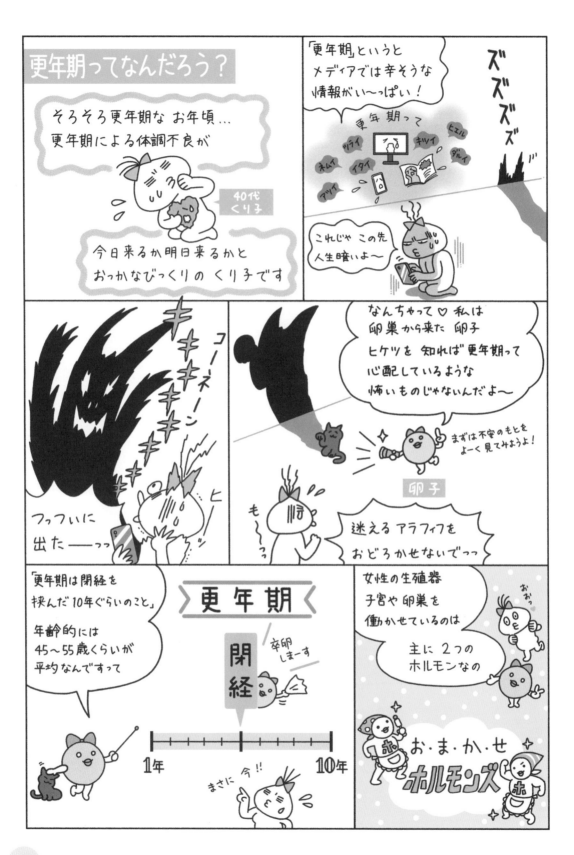

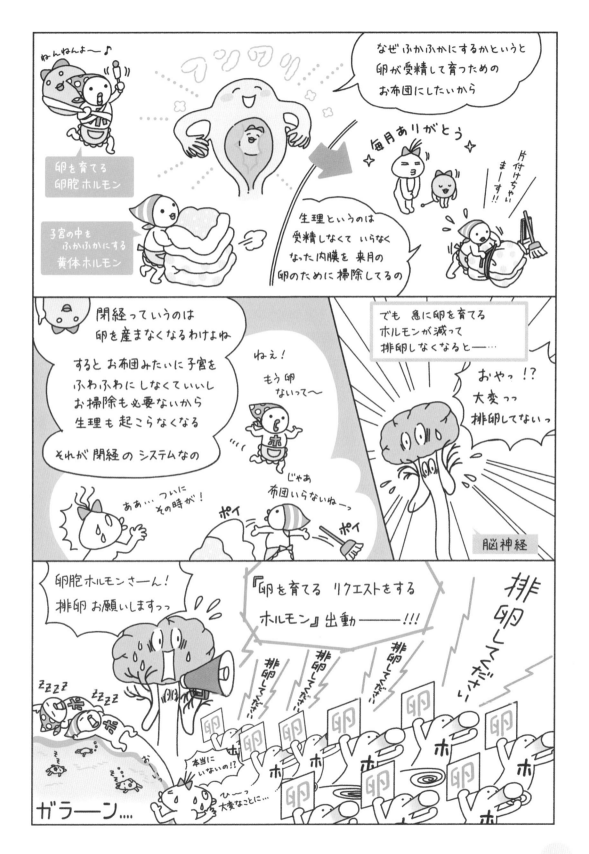

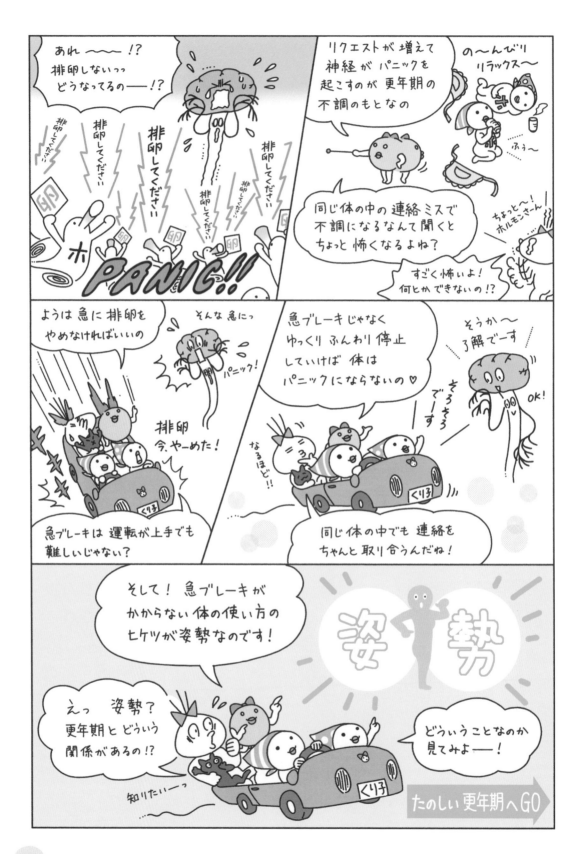

第1章 …… 更年期不調の「もう一つの」原因

1.1 「今までと違う」という不安感

「今までだったら，ちょっと無理をしても平気だったのに」

「今までだったら，寝れば回復したのに」

「今までだったら，できたのに」

「今までだったら，気にならなかったのに」

40代に入って感じる不調や体の変化については，病院に行くほどではないけれど，「なんだか今までと違う」ことで不安感をおぼえることが多いと思います。

「今までだったら」このくらいなら疲れなかったのに，このくらい休めば回復したのに，というように，経験から推測できる体の状態と実際との間にズレが出てくれば，誰だって不安になりますよね。

それと合わせて，たとえば，仕事ができなくなるというほどではないけれど，今までにはなかった不調を感じると，実際にはただの風邪だったり，疲労だったりしたとしても，

「これって更年期障害？？？」

と思ってしまう人が多いようです。

実は，更年期の「不調」は，不調そのものよりも，この不安感の大きさにあります。

そこで，そんな不安感を解消するためにも，まずは更年期とは何なのかをしっかり見てみましょう。

更年期の定義を調べてみると，

- 更年期とは，閉経を挟んで前後各5年ほど，合計約10年間を指す。
- 個人差もあるが，日本人では大体50歳ぐらいが平均的な閉経年齢であり，45〜55歳が更年期にあたる。
- 閉経に向かい，女性ホルモンのエストロゲン（卵胞ホルモン）が減少する。それに伴って起こる，日常生活に影響を及ぼすような不調が「更年期障害」と呼ばれる。

こんなふうに説明されています。

　実は，私はこの「更年期障害」という言葉には抵抗感があります。更年期世代特有の「不調」はあるにせよ，「障害」という言葉はあまりにも重く，言葉から受けるダメージが先行してしまうからです。そのため，本書では，「更年期障害」という言葉は使わず，「更年期不調」という言葉でお話を進めます。

1.2　更年期不調の「もう一つの」原因は姿勢

1) 不調が現れやすい人とそうでない人との違い

　更年期というのは，思春期などと同じように人生の1つのステージですから，誰にでも訪れます。しかし，その世代に特有の心身の不調がすべての人に起こるわけではないのです。変化は感じても「不調」というほどではなかったり，全く変化を感じない人もいます。

　その差はどこから来ているのでしょうか。

　更年期の不調が少ないという人の特徴を調べてみると，

- ・1日3食，バランスのよい食事をとっている。
- ・運動習慣がある。
- ・質のよい睡眠をしっかりとれている。
- ・疲労を感じたときに，ちゃんと休息をとれている。
- ・ストレスが少ない／上手に発散できている。

という情報が多く見られます。たしかにどれも大切そうですね。更年期だけでなく，どんな世代でも健康に過ごすために効果的だと思います。

　私は長年，何万人という更年期世代の女性の体を観察し，指導してきましたが，更年期世代の健康にはこれらに加えて1つの大きなカギがあると感じています。

　それが「姿勢」です。

　更年期世代は，ホルモンバランスの変化だけでなく，姿勢の崩れが顕著に現れる世代なのです。

　更年期世代の皆さんには，ショーウインドウなどに映った自分の姿が「何だか歳をとった感じがするな」と思ったり，旅行やイベントで家族や仲間と撮った写真や動画にたまたま映り込んだ自分の姿を見て「え？？これが私？？？」とショックを受けたりした経験がある人もいるのではないでしょうか。

　先ほど紹介した，更年期不調の少ない人の特徴——食事や運動，睡眠やストレスの管理がうまくいっている——を満たしているのに，ホット

フラッシュなどの不調があるという人の体を観ると，姿勢の崩れが大きく，でも，姿勢を変えることで不調が改善されていきます（ただし，<u>ここでいう「姿勢」とは，背筋をぴん！ と伸ばしてお行儀よくする「姿勢」とは少し違います</u>。詳しくは，<u>第2章</u>で解説します）。

逆に，運動習慣が全くなかったり，夜勤のシフトのあるお仕事で睡眠の質があまりよくなかったり，疲れていてもあまりゆっくり休める時間がとれないような人でも，姿勢がいい人は，更年期不調が起こることはほとんどありません。

2) 姿勢が崩れていく原因

なぜ更年期世代は姿勢の崩れが顕著になるのか，その原因を考えてみましょう。

姿勢の崩れは，ホルモンのせいでも，老化のせいでもありません。重力によって起こります。

重力は，宇宙に放り出されないように地球が私たちを引っ張ってくれている，とても大切な働きです。その地球の上で生活している私たち人間の体は，実は動物と同じ4本脚仕様です。それを無理やり（意識的に）2本脚で使っているのです。しかしいつも重力がかかって下に引っ張られているので，意識しないと頭が前に出て（下がって），まるで4本脚に戻るように背中が丸くなり，姿勢が崩れていってしまうのです。

重力に引っ張られ続けて40年，50年が経過すると，姿勢の崩れが顕著になってくるのでしょう。それがちょうど更年期と呼ばれる時期と重なるのだと思われます。

さらに，ここ数年は「スマホ姿勢」の影響もあり，姿勢の崩れが加速しているため，姿勢の崩れによるトラブルは，若い世代も含めてどんどん拡大していると感じています（p.39も参照）。

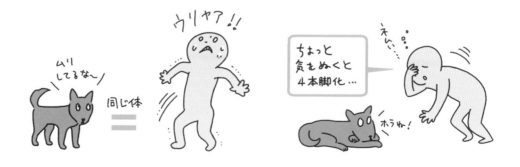

　ここでは，更年期世代であるかどうかに関係なく，姿勢の崩れによって起こるトラブルについてお話しします。下記の4つに分けて解説していきましょう。

　　・骨格のトラブル
　　・筋肉のトラブル
　　・内臓下垂によるトラブル
　　・自律神経のトラブル

1.3.1　骨格のトラブル

　姿勢の崩れで一番わかりやすいのがこの骨格の崩れだと思います。

　重力によって姿勢が崩れ，頭が前に出ることで背骨が曲がり，肩甲骨が上がったり，骨盤が傾き，それによって関節が歪んだり，椎間も詰まってきたりします。更年期と呼ばれる時期以降にぐっと増えてくるトラブルですが，病院に行くと「老化」の一言で済ませられてしまうことが多いです。

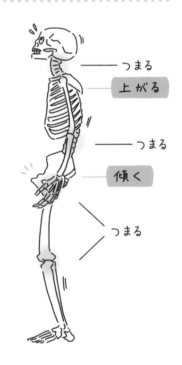

つまる

上がる

つまる

傾く

つまる

1）四十肩，五十肩

　更年期世代の骨格トラブルの代表でもある四十肩，五十肩は，姿勢が崩れて頭が前に出ることによって，肩甲骨が上がりっぱなしになることで起こります。手が上げられなくなるのが特徴です。

　本来，手を上げるときの骨格の動きというのは，肩甲骨が背中側に下がり，手が上がる，というようにできています。ところが，肩甲骨が上がったままで腕を上げようとすると，肩関節の辺りで腕と肩甲骨がぶつかったような状態になり，それ以上は腕が上がらなくなるのです。

　前に出ていた頭を背骨の上に乗せ，丸まった背筋を伸ばせば肩甲骨は後ろに下がり，腕を上げても肩甲骨とぶつかることがなくなるので，腕

がスムーズに上がるようになります。また，普段から背筋を伸ばしていれば，予防になります。

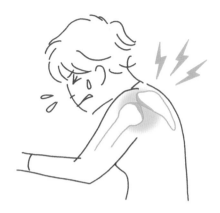

2) 腱鞘炎，ばね指

　手首や指の付け根が痛くなる腱鞘炎や，指が曲がったまま戻せなくなるばね指は，基本的には四十肩，五十肩と同じ原因で起こります。

　頭が前に出て，肩甲骨が前に引っ張られたままになると，手指の筋肉の使い方も変わります。肩が前に出ると，腕の筋肉は内側にねじれ，気づかぬうちに親指にばかり力が入るようになってしまいます。これが腱鞘炎です。さらにひどくなると，手のひらが広がらず，中指などの根元が狭くなり，指の曲げ伸ばしが自由にできなくなってしまいます。これがばね指です。

　どちらも背筋を伸ばし，肩甲骨を正しい位置に戻し，手を開く動きをしているうちに改善されていきます。

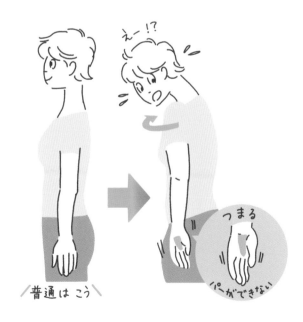

3) 腰痛

　ウェストの辺りが痛かったり，腰の中央が痛かったり，片側が痛かったり，ギックリ腰のように動けなくなったりと，腰痛にはいろいろなタイプがありますが，大きくまとめていうと，どのタイプの腰痛も，痛みを感じるところに負荷がかかっていることによって起こります。その原因は，骨格の崩れの中でも骨盤の傾きです。単に骨盤が前や後ろに傾くだけでなく，片方の寛骨だけが前に倒れることもあり，その結果，骨盤にある関節にねじれが生じて起こる腰痛もあります。ギックリ腰などはそのタイプです。

　本書で提案する姿勢の基本は「骨盤（腰）を立てる」ことですが，骨盤を立てれば腰に負荷や重みがかかることはないので，腰痛になることはありません。

　また，腰椎すべり症や腰椎の圧迫骨折も，老化ではなく，姿勢の崩れにより背骨を支える筋肉がうまく働けなくなるために起こります。これらに関しても，骨盤を立てれば背骨を支える筋肉が自然と働けるようになるため，高齢になっても椎間が詰まったり，腰椎がつぶれたりすることはありません。

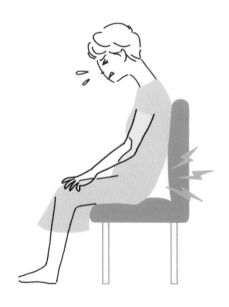

4) 股関節痛

　動き出しや，長く歩くと痛くなることの多い股関節痛は，骨格の崩れにより，股関節にいつも体重を乗せたままになることで起こります。姿勢が崩れ，背中が丸まり，頭が前に出ると，股関節が「く」の字に曲がり，まっすぐに伸ばすことができなくなります。

常に股関節を曲げて体重をかけているうちに，ひどくなると股関節の軟骨は圧迫され，すり減ってしまいます。つまりこれも，加齢で自然と起こることではなく，姿勢の崩れから起こっているのです。

　背筋を伸ばし，しっかりと股関節を動かして伸ばしながら歩いていれば，股関節は詰まらず，軟骨がすり減ることもありません。

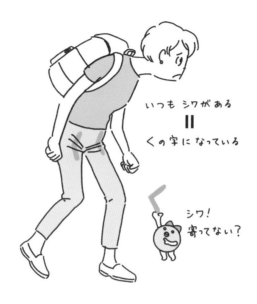

いつも シワがある
＝
くの字になっている

シワ！
寄ってない？

5) 膝痛

　膝痛も，姿勢の崩れから起こります。

　背中が丸まって頭が前に出ると，体の重さが膝にかかってきます。そ

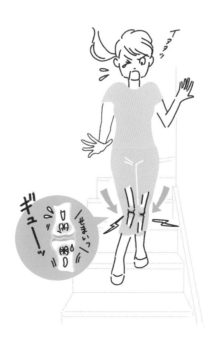

のため，膝の軟骨が圧迫され，膝関節が狭くなってきます。また，骨盤が傾くと，膝は内側に入り，ねじれが生じます。ねじれることでさらに膝関節が狭くなり，膝痛が発生してしまいます。

姿勢を正し，頭を前に出さなくなると，膝にかかる重さも軽減し，骨盤が立つことで膝のねじれもなくなるため，膝痛は解消されます。

6) 足裏の痛み，外反母趾

正しい姿勢で骨格の崩れがないと，足裏にかかる私たちの体の重みは，脚の骨の真下，両くるぶし間くらい，かかとの土踏まず寄りの辺りに乗るようにできています。ところが，頭が前に出てくると，体の重みは爪先寄りの方にかかってきます。

足裏は，土踏まずを中心として縦横にアーチがありますが，爪先寄りに重心が移ることでこのアーチがつぶれてしまい，扁平足になり，足裏の筋肉に痛みが起こるようになります。50代ぐらいから，「なんだか足のサイズが大きくなった」「足の形が平らになった」と感じるのはそのためです。

姿勢を正して頭を体の上に乗せるようにすれば，また正常な位置に体の重みがかかるようになり，土踏まずのアーチも形成され，足裏の痛みはなくなります。

外反母趾は，さらに膝のねじれが加わり，爪先でも親指寄りに体重がかかるために起こりますが，こちらも姿勢を正しているうちに飛び出た母指球がへこんできます。

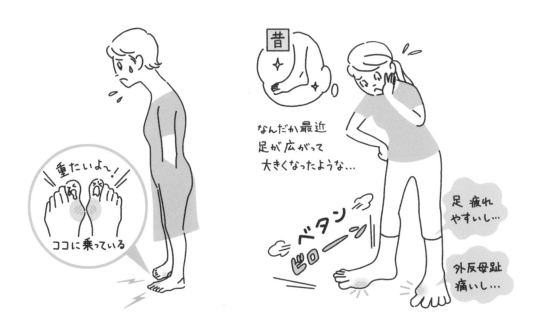

7) 生理痛（月経痛）

　生理痛は，骨盤が後ろに傾くことが大きな原因です。姿勢が崩れ，骨盤が後ろに傾くと，骨盤の中にある子宮も傾きます。剥がれた子宮内膜などの経血は，膣を真下に向けていれば重力でスムーズに排泄されますが，骨盤が後ろに傾くと膣は前を向き，子宮も傾いてしまうため，そのままではうまく排泄できません。そのため，体は収縮痛を起こして経血の排泄を促そうとします。それが生理痛です。

　毎月ひどい生理痛で鎮痛剤を飲んでいるような人でも，骨盤の傾きを正して経血がスムーズに排出できるようになれば改善できます。

1.3.2　筋肉のトラブル

　姿勢の崩れから来る筋肉のトラブルを一言でいうと，筋肉を傷めるとか，炎症を起こすということではなく，「筋肉が正常に使えなくなる」ということになります。

　それぞれの筋肉には，背骨を支える筋肉，脚を持ち上げる筋肉など，それぞれの役割がありますが，それには「正しい姿勢でいれば」という大前提があります。姿勢が崩れると，本来は背骨を支える筋肉であっても，背骨を支える働きができなくなり，脚を持ち上げる筋肉だったとしても，脚を持ち上げる働きができなくなってしまうのです。

　姿勢の崩れによって筋肉が使えなくなっていることに気づかず，「筋力が低下しているのは運動不足だから」と誤解して，運動したり筋トレしたりしても，姿勢が変わらなければ，いつまで経っても筋肉はつきません。そして，「私はきっと筋肉のつきにくい体質なんだ」と思い込んでしまっているケースもよくあります。筋力低下は，運動不足や加齢だけでなく，姿勢の崩れからも起こっているのです。

　姿勢の崩れによって正常に使えなくなる筋肉の状態には，次の2つがあります。一つは，引っ張られたままになって使えなくなるケース，もう一つは，逆に縮んでしまって使えなくなるケースです。

1) 筋肉が引っ張られたままになって使えなくなるケース

　筋肉が引っ張られたままになって使えなくなる状態は，「こり」です。

　体の「こり」とは，筋肉が硬くなった状態ですが，姿勢の崩れによって筋肉が引っ張られたまま身動きがとれず，固まることによって起こります。

　たとえば肩こりは，頭が前に出て，首や肩の筋肉が引っ張られたまま

になって固まった状態です。デスクワークをしているからなる，というわけではないのです。私たちの日常のさまざまな作業は，デスクワークだけでなく，調理にしろ，育児全般にしろ，頭が前に出た状態でするものばかりですから，首・肩の筋肉は引っ張られたままになりやすいです。でも，作業の合間や，歩いているときなどに，ちゃんと体の上に頭を戻していれば筋肉は固まることがないので，肩こりにはなりません。

　最近では，「スマホ姿勢」のために，さらに頭が前に出たままになっている人が多くなっているため，年齢を問わず肩こりの人が増えていると思います。

　「こり」は，マッサージなどでほぐさなければ解消しないと思われがちですが，引っ張られて硬くなっているだけなので，引っ張らなければほぐさなくても筋肉は緩み，硬さはなくなります。引っ張られているのは姿勢の崩れが原因ですから，姿勢さえ正せば，「こり」は自然となくなります。

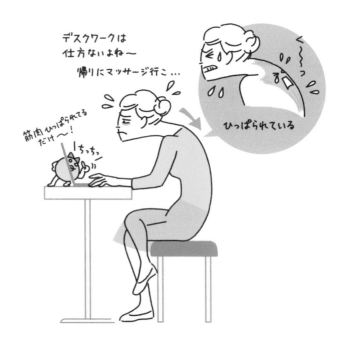

2) 筋肉が縮んでしまって使えなくなるケース

　筋肉が縮んで使えなくなって起こる問題には，次の2つがあります。

　一つは，体の動きが悪くなることです。脚を上げたり，手を伸ばしたり，体の向きを変えたりと，さまざまな動きとともにいろいろな筋肉が動きますが，筋肉が縮んでしまうと，その動きに制限がかかってしまいます。

　「自分は体が硬い」と感じている人は，実際には体が硬いのではなく，

筋肉が縮んでいるために硬く感じているだけということがほとんどです。たとえば，開脚が苦手，前屈が苦手，というのは，関節や筋肉が硬いのではなく，股関節のまわりの筋肉が縮んでいるのが原因です。そして，股関節まわりの筋肉が縮むのは，姿勢の崩れ，骨盤の傾きが原因なのです。

また，体の動きが悪くなれば体を動かす量も減るため，筋力の低下にもつながります。

もう一つは，「体を支えてくれる筋肉」が使えなくなることです。

1.3.1 項で解説した骨格の崩れも，骨格を支えてくれる筋力が低下しているために起こります。体を支えてくれる筋肉の仕組みを簡単にいうと，骨盤を立て，体幹の筋肉を縦に伸ばすことで，腹背筋が内臓や骨格をサンドイッチするように支える働きをしてくれます。つまり，運動やトレーニングによって培われるというよりも，正しい姿勢で生活することで，自然と培われてくるということなのです。

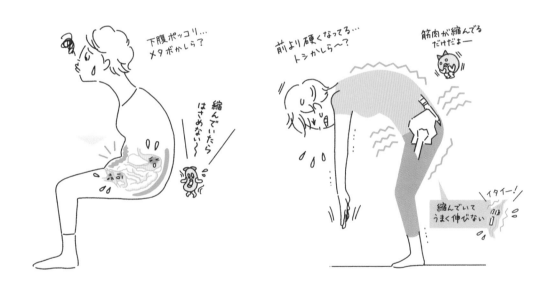

1.3.3　内臓下垂によるトラブル

姿勢が崩れて体を支える筋肉が使えなくなると，内臓も下がってしまいます。内臓が下がることで生じるトラブルの例をいくつか紹介しましょう。

1）逆流性食道炎
「内臓下垂」というと胃の下垂をイメージする人が多いと思いますが，更年期世代から増えてくる逆流性食道炎も，胃下垂が原因です。

正しい姿勢になると胃が上がって正常な位置に戻り，改善されます。

2）便秘

　腸の活動が悪くなる便秘は，食物繊維をとるなど，食べ物で改善させようとすることが多いですが，内臓が下垂して腸を圧迫したままだと，どんなに食物繊維をとっても腸の動きは改善されません。

　姿勢を正して腸にかかる負担を軽減することで，動きがよくなってきます。

3）頻尿

　腸と同様に骨盤の下の方にある膀胱も，内臓下垂によって圧迫され，頻尿が起こります。

　姿勢を正して膀胱を圧迫しないようにすれば，膀胱にたっぷりと尿を貯められるようになるため，トイレの頻度は低くなっていきます。

4）尿漏れ

　尿漏れは，骨盤底筋の緩みが原因と思われがちですが，実は必ずしもそうではありません。内臓下垂が影響しています。内臓が下がり，膀胱も下がると，尿道が短くなり，尿道にある尿道括約筋という尿を止める筋肉がうまく働けなくなることで起こっています。また，「普段は大丈夫だけど，くしゃみをすると出てしまう」という人は，姿勢が崩れて頭が前に出て背中が丸まることで，上から下に腹圧がかかり，くしゃみをするときにさらに腹圧をかけてしまうため，尿漏れしてしまうのです。

　背筋を伸ばしてくしゃみをすれば，尿漏れは起こりません（p.41 も参照）。

5）排卵痛

　更年期世代から増えてくる排卵痛も，生理痛と同様，姿勢の崩れによる骨盤の傾きが大きな原因の一つです。骨盤が後ろに傾くと，卵巣や卵管も傾き，下垂した内臓に圧迫されてしまいます。また，姿勢の崩れから股関節の動きが悪くなるため，股関節の近くにある卵巣の血流や卵管の通りが悪くなって，排卵痛が起こりやすくなります。

　排卵痛は片側だけ起こることが多いのですが，それは私たち人間の体に左右差があるためです。骨盤が傾くのにも左右差があり，傾きが強い側の卵巣が圧迫されることが多く，そちら側の卵巣から排卵するときに痛みが強くなります。

いずれにしても，骨盤を立てて，姿勢を正して下垂を改善し，股関節の動きをよくして，しっかりと股関節を動かして歩くようにすると軽減します。後で触れますが，女性ホルモンが排出される卵巣は，更年期世代にはとても大切なところです。卵巣の働きを妨げないようにしましょう。

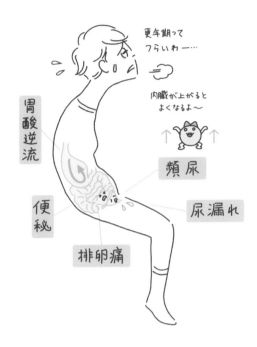

1.3.4　自律神経のトラブル

　姿勢の崩れは，自律神経のバランスを崩す原因にもなっています。自律神経のトラブルを簡単に説明しましょう。

　自律神経とは，自分の意思とは関係なく働いてくれている——息を吸ったり吐いたり，心臓を動かしたり，意識しなくても勝手に体で調整してくれている神経です。大きく分けて，交感神経と副交感神経の2種類があり，交感神経は「アクセル」「戦闘モード」，副交感神経は「ブレーキ」「リラックスモード」と表されることがよくあります。両者がバランスをとり合うことで，体のさまざまなバランスが保たれています。

　自律神経は背骨に分布していますが，まんべんなく分布しているわけではなく，中でも副交感神経は，首と，骨盤の真ん中にある仙骨の2か所にしか分布していません。

　姿勢が崩れて頭が前に出たままになると首は引っ張られたまま硬くなり，骨盤が前後に傾いたままになると仙骨が固まり，その2か所の副交

感神経はうまく働けなくなってしまいます。
そうすると，交感神経が優位になってしま
い，自律神経のバランスが崩れます。交感神
経優位になって起こるトラブルの代表的なも
のとしては，ホットフラッシュ，のぼせ，多
汗，微熱，イライラ，気分の浮き沈み，睡眠
障害などがあります。いずれも更年期トラブ
ルの代表的な症状とされるものですが，更年
期世代でなくても，自律神経のバランスが崩
れれば誰にでも起こる可能性はあります。

　姿勢を正して首や仙骨のこわばりがとれ，
副交感神経の働きがよくなってくると，自律
神経のバランスは整ってきます。

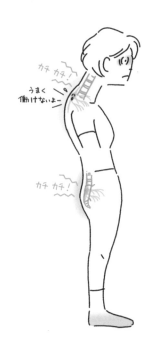

1.4　姿勢の崩れと更年期不調の関係

　以上，更年期に限らず，「姿勢の崩れから来るトラブル」について解説
してきました。「あれ？　これって更年期に起こるってよく聞く不調だ
よね？」と思うようなものがたくさん出てきたと思います。

　ここでは，特に，姿勢の崩れと更年期不調の関係について考えていき
ましょう。

1.4.1　更年期と自律神経

　更年期不調の主な原因といわれるのは，女性ホルモンのエストロゲン
の減少でしたね。エストロゲンが減少すると，脳は「エストロゲンが足
りない！　もっと出しなさい！」と卵巣に指令を出します。指令を受け
取った卵巣は，エストロゲンを分泌しようとしますが，たくさん分泌で
きる日と少ししか分泌できない日があります。このように，脳の指令と
卵巣の反応との間にギャップが生じ，そのためにエストロゲンの分泌に
「揺らぎ」が生まれがちになります。

　そしてこの揺らぎによって脳は混乱し，自律神経が乱れてしまいま
す。これがさまざまな更年期症状の原因です。つまり，女性ホルモン（の
減少）が直接トラブルを引き起こしているわけではないのです。姿勢の
崩れによって，女性ホルモンの揺らぎによる自律神経の乱れが大きくな
り，更年期不調が起こりやすくなってしまう，というわけです。

逆にいえば，姿勢によって自律神経を整えていくと，更年期不調も改善することができるということです。

1.4.2　女性ホルモンの減少加速

姿勢の崩れは，女性ホルモンの減少も加速させてしまいます。

女性ホルモンが出ているのは卵巣です。1.3.3項の5) 排卵痛でもお話ししましたが，姿勢が崩れると，下垂した内臓に卵巣が圧迫されたり，股関節の動きが悪くなったりすることで，卵巣の血流も悪くなります。そうすると，卵巣内の女性ホルモンは働くことができなくなり，その減少が加速しやすくなります。

更年期不調は，エストロゲン分泌の急激な低下によって「揺らぎ」が起こりやすくなり，自律神経のバランスが悪くなることで起こりますから，骨盤を立てて，正しい姿勢で過ごしていれば，エストロゲンの減少も安定して緩やかになり，自律神経のバランスを崩すことが少なくなって，不調が起こりにくくなります。

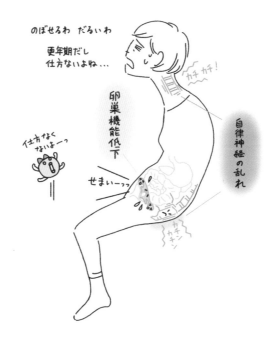

　男性の更年期不調も，男性ホルモンの減少と，それに伴う自律神経のトラブルが原因です。

　男性ホルモンは精巣から出ています。精巣は，女性の生殖器と違い，体の外に出ていますが，男性の生殖器の血流も，女性と同様に骨盤内の血流が関係しています。

　つまり，男性の更年期対策のポイントも女性と同様，「首」と「骨盤」で，骨盤を立てて頭を体の上に乗せる姿勢でいれば起こりにくくなります。

　男性は筋肉と骨格が大きくしっかりしているため，姿勢の崩れによるそれらの崩れ，トラブルは女性よりも少ないのですが，「更年期」辺りから姿勢の崩れが大きくなってきたり，姿勢は悪くても今までは平気だったのが，腰痛や膝痛などのトラブルに結びついていくようになってきたりします。

　特に男性は，生殖器が骨盤底部の前側にあり，圧迫されないように骨盤を後傾しがちなので，姿勢を意識しないで重力に任せていると，お尻が落ちて膝が開いた「おじいさん体型」になってしまいます。特に「更年期」以降は，骨盤を立てることを意識して姿勢を整え，いつまでも若々しいダンディなおじいちゃんを目指していただきたい！　と思います。

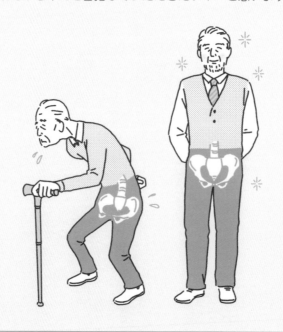

1.5　姿勢の改善で解消された更年期トラブルの例

　ここでは，私がこれまで対応してきた中から，エクササイズと日常の姿勢を変えたことだけで更年期不調が改善された例を紹介します（エクササイズについては，第2章で具体的に解説します）。

Ａさん（54歳）　主な症状：ホットフラッシュ

　東京近郊から都心まで片道 40 分かけて毎日通勤している A さんの悩みはホットフラッシュ。特に，朝の通勤時に自宅から駅まで 10 分歩いて電車に乗ると，顔からポタポタ汗がしたたり落ちるほどだったそうです。満員電車の人いきれのせいかなと思って，早朝のすいている時間に通勤するようにしましたが変わりませんでした。なお，ホットフラッシュが始まったのは，コロナ禍を受けてのリモートワーク時期が終わったころからだったといいます。

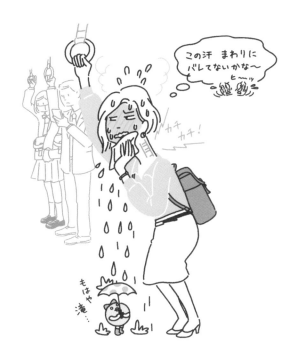

【A さんの体の状態】

　A さんの体を横から観てみると，頭がとても前に出ていました。通勤に利用しているリュックサックを背負って歩いてもらうと，さらに頭が前に出て，まるで頭で体を引っ張って歩いているような姿勢になっていることがわかりました。でも，A さんには，そんな歩き方をしている自覚はありません。

　リモートワーク時期が終わったころからホットフラッシュが始まったのには，理由があります。会社に出勤しない在宅では，仕事に適した環境ではない，つまり，デスクの高さやパソコンの位置や椅子などが，デスクワークには適さない条件で仕事をしている人が多く，そのために姿勢が崩れていることがよくあります。

Aさんも，ローテーブルに座椅子でデスクワークをしていたそうです。座椅子は骨盤が立ちにくく，さらに，ローテーブルではパソコンの画面も頭を前に出さなければ見られません。この仕事環境によって，それまでよりも頭が前に出た姿勢になってしまったのだと思われます。そしてAさんにも，たしかにリモートワークになってから肩こりや首こりが強くなったという自覚がありました。

　さらに，在宅で仕事をしていると，通勤という日常的な運動量がなくなるために筋力が落ちてしまうこと，そして，人目がないのでついつい悪い姿勢のままでいることが多いため，姿勢の崩れが原因と思われる不調を訴える人が，この時期にはとても多かったです。

　頭が前に出ると首が引っ張られ，首に分布している副交感神経がうまく働けなくなり，自律神経のバランスが崩れるため，さまざまな更年期不調が起こりやすくなります。さらに，頭部と体の血流のバランスが悪くなるため，更年期不調の中でも，ホットフラッシュやのぼせなど，頭部の不調が起こりやすくなるのです。

【Aさんへの処方】

　Aさんには，頭を前に出さない正しい歩き姿勢（p.58参照）をアドバイスしました。「頭が前に出ている」という自覚はなかなか持ちにくいので，通勤時などに鏡やショーウインドウなど，自分の姿が横から映るところがあったら，そのつど「頭が前に出ていないか」をチェックしてもらうようにしました。

　リュックサックの重さは，頭が前に出やすい人にとっては，むしろ後ろに引っ張ってくれるありがたい重りです。背中に乗せて背負おうとしないで，リュックサックの重みに体を預けて後ろに引っ張ってもらうようなつもりで歩くと，いい姿勢がキープできます（p.66も参照）。

　このように歩き姿勢を改善してみると，すぐにホットフラッシュが減ってきたそうです。

Bさん（48歳）　主な症状：イライラ

　長年，大きな商業施設で接客販売の仕事をしているBさんには，若いときから少しPMS（月経前症候群）があり，生理前のイライラを自覚していましたが，ここ数年は，生理前に限らずイライラがひどくなったように感じていました。「これが更年期なのかしら。ホルモン治療を始めようかな」と考え始めたころに私のスタジオを知り，レッスンを受けに来

てくれました。

【Bさんの体の状態】

　仕事柄，姿勢を意識しているというBさん。普段の仕事姿勢を再現してもらうと，背中は丸めずに胸を張って立っています。

　でも，私には気になるところがありました。それは姿勢の作り方です。

　背筋を伸ばすことは大切ですが，どの筋肉を使って伸ばすかはもっと大切です。やり方によっては，せっかく背筋が伸びているのにトラブルのもとになることもありうるのですが，Bさんはそのパターンでした。

　長年，長時間の立ち仕事をしているBさんは，お尻をきゅっと締める力で体を支えていました。お尻の真ん中にある仙骨は，副交感神経が分布しているところです。お尻をいつも締めていると，この仙骨が縮んで固まってしまい，副交感神経が働きにくくなります。

　また，お尻を締めると，一緒に股関節も締めて固まってしまいます。股関節の近くには卵巣があるため，股関節を締めっぱなしにしていると卵巣の血行が悪くなり，卵巣から分泌される女性ホルモンの働きも落ちてしまいます。

　さらに，Bさんの場合は，お尻を締め，胸を張って立っていますが，お客様と話すときには少し前かがみになるのが体のクセになっているのか，自分ではまっすぐに立っているつもりでも，少しお辞儀をしているように股関節から上が前に傾いているのです。それがさらに股関節の詰まりや卵巣の血行不良を引き起こしているようでした。

　この「少しお辞儀をしているような傾き」については，私がBさんの

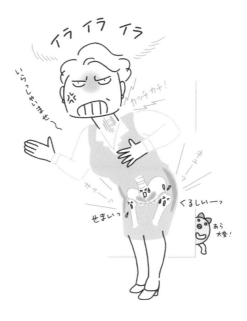

立ち姿を写真に撮って本人に見てもらうまで，Bさん自身は気がついていませんでした。また，もともと体格がよく，少しお腹が出ているので，その重みもあって前に傾きやすくなっていたのかもしれません。

【Bさんへの処方】

　Bさんにはまず，固まった股関節を動かすエクササイズ（p.61 参照）を行ってもらいました。その上で，背骨を上に伸ばすエクササイズ(p.54 参照)を行って体が伸びてくると，お尻を締めずに立てるようになってきました。そして，主訴だったイライラすることが減り，さらには，出ていたお腹も引っ込んだと，とても喜んでいました。「お辞儀姿勢」が改善されてまっすぐになってきたことで，自然とお腹の筋肉が使えるようになったためです。

　また，仕事が忙しくてついもとの姿勢に戻ってしまうと，仙骨がきゅーっと締まってイライラが戻ってくることを実感したBさんは，「イライラは，『体の使い方が間違っていますよ！』という体からのサインだと思うようになりました」と話してくれました。

Cさん（42歳）　主な症状：疲れやすさ

　小学生の子どもが2人いる専業主婦のCさん。もともと体を動かすことは得意ではなく，運動不足を何とかしなければと思ってYouTubeで動画を見ながら筋トレをしてもすぐに疲れてしまうので，筋力や体力がつきにくい体質なのだろうと思っていたそうです。

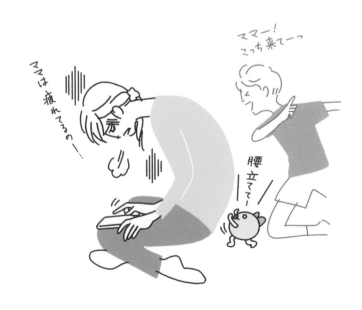

【Cさんの体の状態①】

家でスマホを1日中見てしまうことが多く，よくないとは思いつつやめられない，と話すCさんは，かなりの猫背でした。

以前から冷え性で疲れやすかったそうですが，40歳を過ぎたころから疲れやすさが強くなり，「更年期でホルモンバランスが悪くなったせい？」と思って婦人科で調べてもらったところ，ホルモン値はまだ正常値だったとのこと。ホルモンは正常なのに不調があることがかえって不安で，どうしたら改善できるのか，インターネットで毎日情報収集をしていたそうです。

疲れやすさの原因には，年齢による女性ホルモンの減少だけでなく，呼吸器やその他の内臓の病気などいろいろありますが，一番多いのは筋力の低下です。筋力が低下していれば動くのはつらいですし，疲れやすくなります。

Cさんには，筋力がないという自覚がありました。そしてそれは体質だと思っていたそうなのですが，それは違います。栄養のとり方なども影響がありますが，筋肉を使っても筋力が上がらない人というのはいないからです。動画を見ながら筋トレをしても筋力が上がらなかったのは，うまく効くようにできていなかったことが考えられます。実際に行っていた動きを見せてもらうと，効かせたいところに響かせることができていないとわかりました。部分的に筋力をアップさせたいときにはそうした筋トレもいいと思いますが，全体的な筋肉量を上げるのには日常の体の使い方，中でも，姿勢が大切です。

特にCさんはひどい猫背で，体を支える体幹の筋肉がうまく使えていなかったため，どんなに筋トレを行っても筋肉がうまくつかなかったのです。猫背を改善して背筋を伸ばすと腹背筋のスイッチが入り，筋トレをしなくても自然と筋肉がついてくるようになります。

【Cさんへの処方①】

Cさんに必要なのは，筋トレではなく，丸まった腰と背筋を伸ばすことでした。まず，背骨のS字カーブを改善するエクササイズ（p.47参照）で体を伸ばしてもらいました。そして，特にウォーキングなどで運動量は上げなくていいと伝え，家の中でも歩くときや座っているときなど，できるだけ姿勢よく背筋を伸ばして生活してもらうようにしました。さらに，背中が丸まったなと思ったら，ちょくちょく伸びをして背筋を伸ばしてもらうようにしました。

【Cさんの体の状態 ②】

　もう一つ，Cさんの日常生活について話を聞き，猫背を助長させた原因として考えられたのが，椅子ではなく床に直接座る生活様式でした。床での暮らしは，椅子よりも背中や腰が丸まりやすいのです。

　床での座り方で骨盤が立ちやすいのは正座ですが，かなりしっかりとした体幹や足腰の筋力，そしていつでも骨盤を立てておこうという強い意識がなければ，すぐに丸まってしまいます。さらに，あぐらや横座りでは，筋力や意識に加え，股関節の柔軟性がないと骨盤を立てること自体ができません。Cさんはほぼ正座でいるそうなのですが，座り方を見せてもらうと，おばあさんのように背中を丸めて座っていました。そして，2人の子どもたちも背中が丸まって姿勢が悪いことをCさんは心配していました。

【Cさんへの処方 ②】

　Cさんには，思いきって椅子の生活に変えることをおすすめしました。

　実は以前，私も日本の昔ながらの床の暮らしは，立ち・しゃがみなどで足腰を日常的に使えるのでとてもいいと思っていたのですが，実際に姿勢が悪い子どもたちを見てみると，ほとんどが床の暮らしをしていることがわかったのです。便利で足腰をあまり使わない現代社会では筋力もつかず，昔の人たちのように正しい姿勢が大切だという意識も薄いため，床で骨盤を立てていることが難しいのが現状です。Cさんだけでなく，家族皆が猫背になっているのであれば，これはもう生活様式自体を変えるということも一つの方法ではないか，と思うのです。

　Cさんは家族で相談して，早速椅子の暮らしに変えることにしました。たしかに背筋が伸ばしやすいと実感したとのことです。

　姿勢を意識することと，私が指導したエクササイズを続けるようになって3か月，Cさんは体力がついてきたことが実感できるようになってきました。今では週3回，立ち仕事のパートに行けるようになり，まわりの人たちからも以前より若くなったねといわれるようになったそうです。

Dさん（45歳）　主な症状：気持ちの落ち込み

　ここ数年，気持ちが落ち込みやすいというDさん。やせ型で猫背なのは子どものころからで，胃下垂気味。お父さんもそっくりな体型なので，遺伝だと思っていたそうです。

若いときから，不安になったり，気持ちが落ち込んだりということはあったのですが，ここ数年はひどくなったように感じていて，更年期の症状なのだろうと思い，そろそろ婦人科に行ってみようかと悩んでいたそうです。

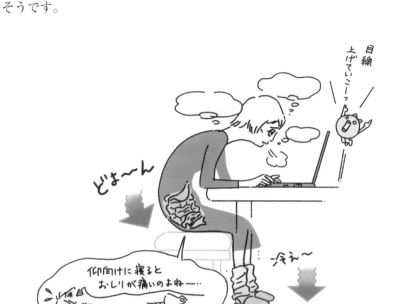

【Dさんの体の状態】

　Dさんは，骨盤が後ろに傾いて腰が丸まり，背中も丸まっていました。Cさんと似ていますが，Cさんよりも頭が前に出ているのが特徴です。

　体と心には密接な関係がありますが，「気持ちの落ち込みやすい体」には特徴が2つあります。

　一つは目線です。目は「表出した脳」と呼ばれるほど，脳の働きと密接に関わっています。目線によって，思考や感受性が変わります。上を向くと明るい未来の発想が浮かびやすく，下を向くとネガティブな思考に陥りやすくなります。Dさんは，前に出た頭の重みを体で支えられないため，いつも顔が下を向いていました。これではネガティブ発想になりやすいでしょう。

　もう一つは内臓下垂です。「気持ちが上がる」という言葉がありますが，気持ちが上がるときというのは，本当に体の重心も上がっているのです。内臓が下垂すると，気持ちも上がりにくくなってしまいます。背中の丸まったDさんは，上から下にいつも腹圧がかかってしまうために内臓下垂になりやすくなっていましたし，内臓を支える筋肉も使いにくくなっているため，まるで体中の筋肉が下方向を向いているような体でした。

また，内臓が下垂すると骨盤の中の血行が滞り，体温も低下してしまうのですが，体温低下も気持ちが落ちやすくなる要因です。

【Dさんへの処方】

Dさんにはまず，骨盤を立てることをしてもらいました。子どものころからいつも腰を丸めた姿勢だったDさんは，仙骨も丸く変形しており，骨盤を立てようとしてもうまく立ちませんでしたが，正しい座り姿勢をキープしやすくするエクササイズ（p.49参照）を続けていくうちにだんだんと仙骨も伸びてきて，骨盤が立つようになってきました。仙骨は骨でありながらも柔らかさがあるので，Dさんのように丸く変形することもあれば，伸ばすこともできるのです。

骨盤が立つようになると，内臓下垂も改善され，血行がよくなり，顔色もよくなってきました。表情も明るくなり，笑顔が増えました。

気持ちが落ち込みそうになったら姿勢を直してみるようにしたところ，ネガティブな感情に引きずり込まれなくなったそうです。そして，気持ちを無理やり変えるのではなく，姿勢を変えれば気持ちが変わることに気がついたDさんは，「また気持ちが落ちたらどうしよう」という大きな不安がなくなったと，安心した様子を見せていました。

Eさん（52歳）　主な症状：睡眠障害

フリーランスの編集者のEさんは，自宅で仕事をしており，忙しいときは夜遅くまでパソコンに向かっています。寝つきにくく，また，夜中に何度も目が覚めてしまい，朝が来ても疲れが抜けていないのが悩みでした。そのため，起きる時間もお昼近くにずれ込み，昼夜逆転の一歩手前まで来ていました。

【Eさんの体の状態】

Eさんは，背中が大きく丸まって頭が前に出て，首の後ろが縮んで硬くなっていました。首・肩こりも慢性的にひどく感じていて，頭痛もあるとのことでした。

首が縮むと，首にある副交感神経が働きにくくなるため，眠りが浅くなりやすいのです。睡眠の質を上げるには，適度な肉体疲労が大切ですが，インドア派のEさんはあまり外に出ることもなく，通勤もないので，歩くことを含め，運動量もとても少ないようでした。

また，Aさんのところでもお話ししましたが，自宅で仕事をするとき

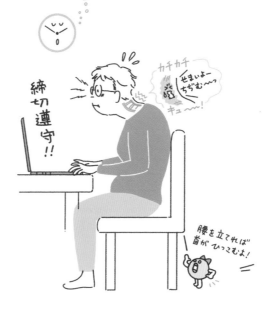

に気をつけたいのが姿勢です。オフィスで仕事をするよりも人目がない分，どうしても姿勢が悪くなってしまいます。

【E さんへの処方】

まずは姿勢についての指導をしました。E さんは，背中の丸みは強いけれど，腰はそんなに丸まっていなかったので，骨盤を立てることはできました。仕事をスタートするとき，席を立って座り直すときには骨盤を立てるようにしてもらいました。それだけで頭が前に出にくくなります。仕事に集中しているときには姿勢のことを考える余裕がありませんから仕事に集中し，その代わりに，仕事の合間に伸びをして背筋を伸ばしてもらうようにしたところ，首の縮みがとれてきました。首・肩こりもラクになり，頭痛も起こらなくなってきました。

運動量については，1 日に 1 回は外に出て買い物などに行くとのことだったので，歩き方のフォームを直してもらいました（p.58 参照）。距離を伸ばしたり，大股にしたり，早歩きにしたりはせず，頭が前に出ないように姿勢を意識してもらうだけですが，運動量が自然と増えてくるのが体感としてもわかったそうです。姿勢を変えたら歩くのが気持ちよく，楽しくなり，街歩きをする楽しみができて，運動量がぐんと増えてきたとのことです。

そして，首の硬さと縮みがとれ，適度な肉体疲労が得られるようになった E さんは，入眠がスムーズになり，朝まで眠れるようになりました。

Ｆさん（50歳）　主な症状：息苦しさ

　大手企業に長年勤め，役職にもついているＦさん。重要な任務を任されることが増え，やりがいはあるけれどストレスもかなり多い毎日を送っています。

　ここ最近，息苦しさを感じるようになり，毎晩寝る前にストレッチをするようにしたり，仕事の合間に深呼吸をしてみたりと，いろいろ試したそうなのですが，なかなか改善されないとのことでした。年齢的には更年期世代であることから，インターネットで調べてみたところ，息苦しさも更年期に起こるトラブルの一つだということを知ったそうです。

【Ｆさんの体の状態】

　Ｆさんは，頭が大きく前に出ていて，首の前側の筋肉がとても発達していました。何十年もの長い間，頭を前に出した姿勢をとり，頭の重みを首で支えていたためです。

　さらに，仰向けになった状態で体を観てみると，肋骨が変形していました。ちょうどブラジャーのアンダーバストの辺りがへこんでいて，その下の方がボコッと飛び出していました。これは，もともと肋骨がこういう形だったのではなく，姿勢で変形したものです。

　背中を丸め，アンダーバスト辺りを谷のように折って，その下の肋骨で前に出した頭を支える，という姿勢を長年にわたりとっていたのでしょう。肋骨が変形するくらいということは，おそらく子どものころからこの姿勢だったのだと思いました。Ｆさんにたずねてみると，幼いころから「姿勢が悪い」と注意されていたとのことでした。

　このように，筋肉の発達状態や，肋骨などを観てみると，どのくらい長くその姿勢をとっていたかがわかります。かといって，筋肉が発達したり，肋骨が変形したりしているのでもう姿勢を直せない，ということはありません。特に肋骨は骨の中でも柔らかい骨なので，Ｄさんの仙骨と同様に，時間をかけてストレッチしていけば，徐々に伸びていきます。

　肋骨がへこんでいるということは，中にある肺も圧迫されていますから，もともとあまり深くは呼吸ができていなかったはずです。さらに，自分でも気がつかない間に重力によってさらに頭が前に出てきたことで，さらに呼吸はしにくくなってきたのだと思います。

　また，頭を支え続けている首の中にある気道や食道が，頭の重みによって圧迫され，空気や食べ物の流れが悪くなってきたのでしょう。Ｆさんにたずねてみると，息苦しさだけでなく，食べ物が飲み込みにく

なった，唾液が出にくくなった，声が出しにくくなったという感じもあるとのことでした。

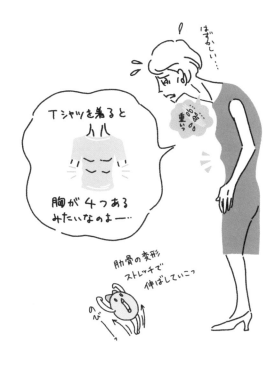

【Fさんへの処方】

　背骨のS字カーブを改善するエクササイズ（p.47参照）に加え，仕事の合間に伸びをすることを習慣にしてもらいました。そして，頭を前に出さないでデスクワークができるように，パソコンの画面の高さや位置も調整してもらいました。1週間もすると息苦しさはほとんどなくなり，声も出しやすくなってくるのが感じられたそうです。また，それから3か月間ほど，朝晩ベッドの中でていねいに伸びのストレッチをしながら肋骨の状態を観察してきたら，形がよくなってきたのが触ってもわかるようになってきたそうです。

　肋骨の変形は若いころからの悩みで，恥ずかしくて水着姿になれなかったそうなのですが，これからはプールに行っても恥ずかしくないと，とても喜んでいました。

Gさん（43歳）　主な症状：むくみ

　営業職で外回りの多いGさん。脚のむくみが強く，それは毎日たくさん歩いているせいだと思っていたのですが，40歳を過ぎた辺りから悪化してきて，「これも更年期のせい？」と思っていたそうです。

【Gさんの体の状態】

　私が特に気になったのは，Gさんの歩き方でした。リュックサックを背負ったGさんは，頭がとても前に出ていて，少し前につんのめるような歩き方をしています。

　背の高いGさんは，子どものころからそれが恥ずかしくて，ついつい猫背になりがちだったそうです。また，仕事の都合でいつも重たいノートパソコンをリュックサックに入れて通勤するようになってから猫背がひどくなった自覚があるとのことでした。

　むくみの原因には，次の2つがあります。

　一つは，股関節の詰まりです。体の中で最も大きな関節である股関節が詰まると，下半身の血流が悪くなってしまいます。

　もう一つは，ふくらはぎが使えていないことです。ふくらはぎは「第二の心臓」と呼ばれ，下半身に下がってきた血液をポンプのように押し上げる働きをしてくれます。ただし，ここで忘れてはいけないのは，ふくらはぎは心臓と異なり，何もしなくてもポンプの働きをしてくれるわけではない，ということです。「歩くこと」が必要，しかも，歩き方が悪ければその働きをしてくれません。

　ふくらはぎがちゃんとポンプのように働いてくれる歩き方をするにも，やはり姿勢が大切です。立ち方，歩き方は第2章で詳しく解説しますが，基本は骨盤を立て，体の上に頭を乗せること。その姿勢で歩くと，ふくらはぎは自然と伸び縮みができるため，ポンプとして働き，下半身

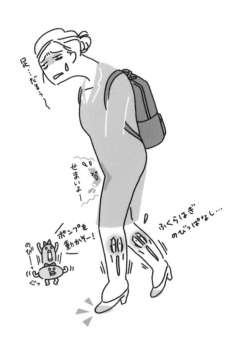

の血液を上に押し上げてくれるのです。

　Gさんの体を観てみると，頭が前に出ているので，Bさん同様，まっすぐ立っているつもりでも少しだけお辞儀をしているように体が前に傾いていました。そのため，横から観ると股関節がいつも少しだけ「く」の字に曲がったままになっています。この「く」の字が股関節の詰まりです。そして，前に出た頭の重みで歩いているので，重心は爪先にあり，ふくらはぎは全く使われていませんでした。

【Gさんへの処方】

　脚を伸ばしやすくするための，後ろ脚を踏み上げる練習（p.62参照）と，頭を前に出さず，股関節がしっかり伸びる正しい歩き姿勢（p.58参照）の指導をしました。また，外回りに出かけたときなどには，鏡やショーウインドウなどのガラスに映る自分の姿勢を横からチェックすることを習慣づけ，正しい姿勢で歩けるように心がけてもらいました。

　1か月もすると，むくみはなくなり，姿勢よく歩けるようになったことで，筋肉の使い方も変わり，本人も，姿勢だけでなく，スタイルまでよくなったと，とても喜んでいました。

第2章
更年期不調を改善する 「骨盤姿勢」をやってみよう

さあ，ではいよいよ，更年期不調を改善し，人生を元気に楽しむための姿勢について，しっかりと学んでいきましょう。

姿勢をよくすること，正しい姿勢をすることが大切なのは，おそらく皆さんも感じていると思います。

ではここで質問です。どうして「いい姿勢」「正しい姿勢」が大切なのか，その理由はなんでしょう？

見た目がいいから？

それがお行儀だから？

肩がこらないから？

ここでちょっと私のプロフィールをお話しさせてください。

私は現在，一人一人の体を観察し，なぜ不調が起こったのか，その人の体の使い方を読み解き，姿勢を中心とした体の使い方を変えることで，体や心の不調を改善する独自のプログラム「からだレッスン」をしていますが，開業当初は，温湿布や足湯などのケアを合わせた，いわゆる整体をしていました。

整体をしていると，「施術をしても，ケアをしても，体はやはりもとに戻ってしまう。それは体の使い方が変わっていないから」ということに気がつきました。頭痛にしろ，腰痛にしろ，生理痛にしろ，原因は体の使い方で，施術をしても，ケアをしても，使い方を変えなければ一時的にしか症状は改善されない。では，不調になるような体の使い方とは何だろう？　と研究していくうちに辿り着いたのが「姿勢」だったのです。多くの人が，姿勢を変えると不調が改善し，ぶり返すこともなくなりました。

日々のこのような経験から，基本的に施術はやめ，姿勢を中心とした体の使い方の指導に切り替え，「正しい姿勢」とはどんなものなのかをさらに調べたり研究したりするようになりました。そうした中で，「正しい姿勢」と呼ばれる姿勢にも諸説あることがわかりました。

私にとっての「いい姿勢」とは，もともと持っている体の機能が自然と正しく使える姿勢です。でもそれは，世の中でいわれている「いい姿

勢」「正しい姿勢」とは少し違う部分もあり，「姿勢が大切だよ」とお話ししても，「そうですよね，わかってます。でも，いい姿勢って大変なんですよね」といわれることが多いです。そこで，「皆が思っている『いい姿勢』『正しい姿勢』とは違うんだよ」ということを伝えるために，「骨盤姿勢」という名前をつけました。

2.1 支えるのが大変な 3 つの「重たいもの」

まずは皆さんが思う「いい姿勢」「正しい姿勢」をやってみてください。あなたにとって，「正しい姿勢」の定義は何でしょう？　ほとんどの人が「背筋を伸ばすこと」と考えていると思います。

では，どうやって背筋を伸ばしますか。たいていの人は，ぐっと胸を張って背筋を伸ばすと思います。

「骨盤姿勢」でも背筋は伸ばしますが，胸は使いません。「正しい姿勢」とは，見え方だけでなく，どこをどのように使って伸ばすか，というのがとても大切なのです。

「骨盤姿勢」について説明する前に，姿勢の崩れの原因となる，体の中の 3 つの重たいものについてお話ししておきましょう。「骨盤姿勢」は，この 3 つがきちんと支えられるようになるための姿勢です。そしてこの 3 つがきちんと支えられると，第 1 章でお話ししたような，骨格や筋肉，内臓の位置が崩れることがなくなり，正しい位置でそれぞれの骨格や筋肉や内臓に与えられた仕事がスムーズに行われ，自律神経のトラブルや女性ホルモンの急激な減少も起こりにくくなります。

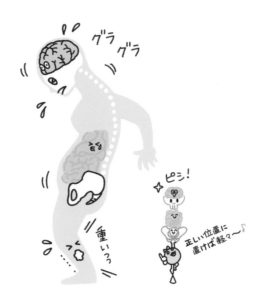

2.1.1　内臓

　体の中にあるたくさんの重たい内臓を支えているのは，腹筋と背筋です。腹背筋が内臓をサンドイッチ状に挟んで，内臓が下がらないようにしているのです。

　腹背筋が内臓をサンドするには，腹筋も背筋も縦に伸びていることが必要です。その状態，つまり正しい姿勢でいれば，内臓を支える筋肉は特別な訓練をしなくてもきちんと働いてくれます。また，内臓を支えるためには，強い筋力が必要なわけではないので，筋トレなどで増やさなくても，正しい姿勢さえすれば，誰でもすぐ使えます。

　たとえば，内臓の中でも体の下の方にあり，女性ホルモンを司る卵巣は，内臓が下垂すると働きが低下し，第1章でお話ししたように，更年期不調につながります。「骨盤姿勢」を身につければ，内臓下垂が改善し，卵巣も正しい位置にキープすることができます。

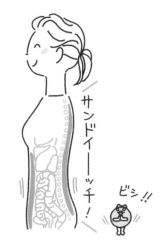

2.1.2　頭

　体のてっぺんにある重たい球体の頭。これが前に出てしまうと，首が引っ張られ，この部分に分布している副交感神経が働きにくくなり，自律神経のバランスが崩れ，ホットフラッシュ，のぼせ，めまいなどの更年期不調が起こりやすくなります。

　頭を支えるのは，全身の骨格と筋肉のチームプレイです。「骨盤姿勢」では，骨盤を立てて安定した土台をつくり，その上に頭を乗せます。骨盤を立てることにより，腹背筋が内臓を支えるのと一緒に背骨も支えてくれます。背骨を支えるのは主に背筋です。

2.1.3　骨盤

　体を支える基礎，土台となる骨盤は，体の中で最も大きく重い骨です。ご存知のとおり，ゴツゴツとした変わった姿で，土台にするには不安定とも思える形をしています。骨盤が傾くと，その中にある卵巣の血流も

悪くなります。また，副交感神経の出ている仙骨に体の重みが乗り，副交感神経が働きにくくなります。1.4.1項で説明したように，自律神経のバランスが乱れやすい更年期世代は，特に骨盤を立てた体の使い方が大切です。

　驚かれるかもしれませんが，この重い骨盤を立てるのに筋肉はいりません。必要なのは「骨盤を立てておこう」という意識だけなのです。また，本書ではこの後，骨盤を立てやすくするエクササイズ（p.37参照）を紹介しますが，これさえしていれば後は何も考えなくても骨盤は立つ，というわけではありません。いつもどこかにほんのりと「骨盤を立てる」という意識を持ち続けていることが必要なのです。

　いつも意識しないとできないなんて，すごく面倒くさい気がしますよね。でもそれが人間の体なのです。私たちが2本脚で立ち，歩く体の使い方を始めた赤ちゃんのころは，「よし，立つぞ！　立ったままでいるぞ！」「2本脚のままで歩くぞ！」と意識しなければ歩けなかったはずです。でも，いつも意識しているうちにだんだんとそれが自分にとっての当たり前になり，意識している感覚もなくなってきます。「座る＝骨盤を立てる」をデフォルトにするのはそんなに大変なことではないので，まずは心がけてみてください。

　ただ，何十年も長い間，骨盤を傾けて使っていると，骨盤のまわりの筋肉が縮み，うまく立てられなくなってしまいます。骨盤を立てやすくするには，筋トレではなく骨盤まわりのストレッチが必要です。骨盤を立てやすくするエクササイズのところで解説しますので，やってみてください。

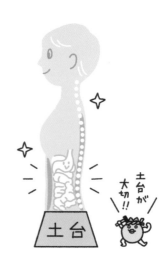

2.2 「骨盤姿勢」をやってみよう

　「骨盤姿勢」はとてもシンプル。骨盤を立て，その上に頭を乗せるだけ。

　基本となるのは座り姿勢です。早速やってみましょう。

2.2.1 座り姿勢

1) 骨盤を立てる

まずは「骨盤を立てる」ことから。ご存知のとおり，骨盤はゴツゴツとした，不安定とも思われる不思議な形をしています。それを「立てる」とは，具体的にはどういうことなのでしょうか。

ポイントになるのは，お尻の左右にある「坐骨」という骨です。この坐骨の位置を確認してみましょう。

ソファのような座面が柔らかい椅子ではなく，デスクワークをするときの椅子や，ダイニングチェア，ベンチなど，座面が硬めの椅子を使います。また，できれば自分の姿を横から映して見られるように，ガラス窓や鏡の横で行ってみてください。

腰を縦に伸ばすように座って，座面にお尻をゴリゴリこすりつけると，左右のお尻の奥にとんがった骨があるのがわかると思います。それが坐骨の先端です。

今度は骨盤を後ろに傾けて，腰を丸めるように座ってみましょう。坐骨の先端を感じられなくなったはずです。座面には肛門が当たっていると思います。

ではいよいよ，「骨盤姿勢」の角度で座ります。

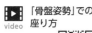

「骨盤姿勢」での座り方

EXERCISE

「骨盤姿勢」での座り方

① 骨盤を後ろに傾けて，腰を丸めるように座ったところから，腰を縦に伸ばすように起こしていき，坐骨の先端が座面に当たるところまで骨盤を立てます。このとき，「これが『骨盤が立つ』という状態だな」と思うかもしれませんが，ここではありません。

② ここからさらにほんの少しだけおへそをつん，と前に突き出してみてください。このとき，おへそと一緒に頭が前に出たり，体が前に傾かないように気をつけましょう。おへそだけです。おへそを突き出すと，坐骨の先端の山を越えて，座面には膣がほんのりついている角度になると思います。ここが「骨盤姿勢」における，正しく「骨盤を立てた」位置です。自分の感覚としてはすごく反っているような気がすることもありますが，鏡やガラス窓に映った姿を確認すると，背中がまっすぐに伸びていると思います。

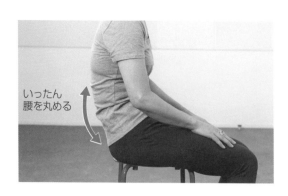

いったん腰を丸める

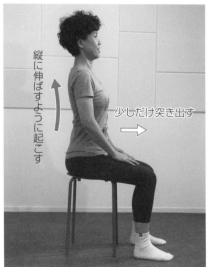

縦に伸ばすように起こす

少しだけ突き出す

Point

▼▼ 指導のポイント

　「坐骨」といわれても，どの骨のことなのかぴんと来ない人は多いと思います。一通り「骨盤姿勢」での座り方をレクチャーしたら，実際に坐骨を触って一緒に確認しながら再度指導しましょう。

　指導者は，左右の手のひらを上向きにし，5 cm くらい離して座面の上に置きます。その上に座ってもらい，そのまま，骨盤を後ろに傾けたところから坐骨の先端を立てたところ，そして，おへそを突き出して，その反対側に傾ける動きをしてもらいます。後ろから前，前から後ろ，という動きを何往復かしてもらっているうちに，どこが坐骨の「先端」で，どこがそれを「越えた」ところなのかがわかってきます。

＊骨盤の後傾が強く，腰が丸まっている人は，おへそをつんと突き出すのが苦手なので，坐骨の先端よりも前が座面についていないことが多く，また，それに気がつかないことも多いです。坐骨の前の部分を実際に触って，「ここが座面につくようにもう少しおへそをつんと突き出してみてください」と声をかけてください。

＊特に，普段腰が丸まっている人には，「正しい姿勢」が「反りすぎている」ような違和感があります。横から鏡などに映して見ることができない場合は，横から写真を撮って見せてあげましょう。自分の感覚と実際との間には差があっても，「この姿勢でいいのだな」ということを視覚的に認識させてあげることで，正しい姿勢の感覚が身についてきます。

骨盤を立てると骨盤内の血行がぐっとよくなり，卵巣などの生殖器の働きが向上するため，特に更年期世代の体の使い方の基本としたいところです。

とはいえ，「説明どおりにしようと思っても，どこに坐骨があるかよくわからない」「『坐骨のてっぺん』とか，『とんがり』とかがわからない」という人もいるかもしれません。それは，坐骨の形がほかの人と違うのではなくて，長い間，腰を丸めた姿勢をしていたために，坐骨の前，つまり，腿の付け根の筋肉が縮み，坐骨が立ちにくくなってしまっているのです。

タオルボール＊を使って，裏腿の付け根を伸ばして骨盤を立てやすくするエクササイズを紹介しましょう。

＊：タオルボールの作り方は，p.viiを参照。

video　裏腿ほぐし

EXERCISE

骨盤を立てやすくするエクササイズ（裏腿ほぐし）

Try!

タオルボールを使って裏腿の付け根，お尻の骨（坐骨）のすぐ下にある筋肉を，内側から外側に向かってほぐしていきます。

① 片方の裏腿の付け根の内側寄りにタオルボールを当て，脚は大きく開き，体をいったん前に傾けて座ります。お尻を後ろに突き出し，上半身を反らせながら起こします。

② しっかりとボールに体重をかけて乗り，ゴリゴリとボールに裏腿をこすりつけるようにほぐします。1か所につき5回ゴリゴリしたら1cmくらい外側にずらし，また5回ゴリゴリします。内側寄りから外側にかけてボールが裏腿を横断するようにこれを繰り返し，ほぐしていきます。反対側も同様に行います。

③ 裏腿をほぐし終わったら，改めて「骨盤姿勢」で座ってみましょう。いったん腰を丸めるようにして座ってから体を起こし，坐骨を立てます。ほぐしを行う前よりも，坐骨の位置や形がはっきりとして，立てやすくなっていると思います。

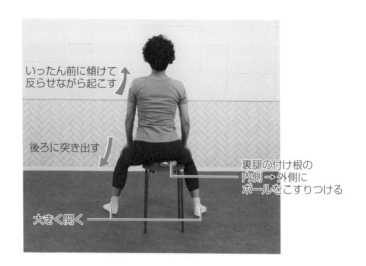

いったん前に傾けて
反らせながら起こす

後ろに突き出す

裏腿の付け根の
内側 → 外側に
ボールをこすりつける

大きく開く

point

▼　指導のポイント

　指導者は後ろに座って，フォームや動きをチェックします。裏腿の付け根にタオルボールを当てているつもりが，坐骨から上のお尻の筋肉に当てていることがよくあります。椅子の後ろからお尻の下に手を入れて，ボールが坐骨よりも前にあるかを確認してあげましょう。

　また，ボールをゴリゴリしているうちに腰が丸まってしまうことがあります。そうなると，伸ばしたい裏腿の付け根の筋肉が縮んでしまうので，おへその裏に軽く手を添えて背骨を押しながら，腰の反りを促してあげましょう。

2) 頭を体の上に乗せる

　正しい位置で骨盤を立てたら，坐骨の上に頭を乗せてみましょう。

　座面に当たっている坐骨の上に，頭の重みがずっしりと乗るところに頭の位置を調整します。

　ここで，

　「えっ……これじゃ，反りすぎなんじゃない？」

　そう違和感をおぼえる人も多いと思います。でも，実はそれが正しい位置なのです。

　「え～っ？　でも，体は反らせたらダメですよね？」

　そんな声も聞こえてきます。繰り返しますが，反っているのが正しいのです。なぜなら，人間の背骨はS字カーブだから。

　ただし，2.2.6項でも触れますが，"S"といっても，上がほんのり膨らみ，下がほんのり反った，限りなくまっすぐに近いS字です。

　「いや，これは『ほんのり』とした反りではない，ちょっと腰痛になる

ような反り加減だ」と感じる人もいるかもしれません。反ることで痛みが出るのは，姿勢の崩れによってＳ字カーブが正常な形状ではなくなっているためです。

　頭の位置を調整したら，すねが地面に垂直に立つような角度で足を置きます。足の裏はぺったりと全部床につくようにしましょう。椅子に高さがある場合でも，浅く腰かければできるはずです。深く腰かける必要はありません，なぜなら，「骨盤姿勢」は背もたれを使う必要がないからです。立てた骨盤が背もたれの役割をしてくれます。

column 「スマホ姿勢」を改善しよう

　今や私たちの生活に欠かせなくなったスマートフォン（以下，スマホ）。いつも見ていることが当たり前になってきて，もはや「スマホ依存」という言葉で使いすぎを問題視することも少なくなりつつあります。

　特にコロナ禍以降，皆の姿勢が急激に悪くなったと感じています。パソコンが普及し始めたころも姿勢の崩れが急激に進みましたが，その当時とは比べものにならない勢いです。

　スマホのパソコンとの違いは，老若男女問わず誰でもどんなときでも見ているという時間の長さに加え，画面の向きが，パソコンが正面であるのに対し，スマホは手元にあるために，より頭を前に出して，のぞき込むような姿勢になるということです。

　これではホットフラッシュやめまい，のぼせなど，首から来る更年期不調が増える（1.3.4項参照）のは当然のことでしょう。また，メンタル面においても，頭が前に出るとスマホの中の情報に自分が持っていかれやすくなります。

　一番のポイントは頭を前に出さないことなので，壁に頭を寄りかからせた姿勢で，あるいは，仰向けに寝た姿勢で見るのも効果的です。姿勢を変えて，スマホと上手に付き合いましょう。

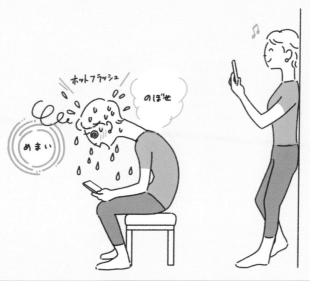

2.2.2 「骨盤姿勢」は「支える筋肉」のスイッチが入る姿勢

　どうしてこの座り方が正しい姿勢なのかを説明します。

　もう一度，腰を丸めて座ってみてください。そして，お腹の筋肉を感じてみましょう。腰を丸めて座ると，お腹の筋肉はくしゃっとつぶれ，上から下に腹圧がかかるのがわかると思います。

　では次に，腰を縦に伸ばして骨盤を立て，坐骨のとんがりのてっぺんが座面に当たる角度にしてみましょう。そうすると，縮んだお腹は伸びて，腹圧も上から下にかからなくなったと思います。

　今度は，そこからおへそだけをほんの少しつんと突き出した角度にして，お腹の筋肉の感じを味わってみてください。「上方向」に筋肉が上がるのが感じられると思います。これが「骨盤姿勢」の最大のメリットなのです。

　私たちは常に重力を受けて暮らしています。意識はしていないけれど，常に地球に引っ張られている，ということです。いわゆる更年期世代であれば，40年以上，この重力を受けているわけです。

　「何だか昔より，お尻やおっぱいが下がったな」「ほっぺたがたるんできたかな」と感じるのは加齢のせい，というよりも，40年以上も重力を受けてきたから，ということの方がずっと大きいのです。姿勢が崩れず，卵巣が圧迫されたり，背中が丸まって頭が前に出たりしないためには，この重力に抗い，内臓や骨格を支えるための筋肉，「抗重力筋」の使い方が大切です。この筋肉の働きについては，前著『体づくりで変わる産前・産後』で詳しく説明しています。以下，同書に倣い，「支える筋肉」と呼びます。

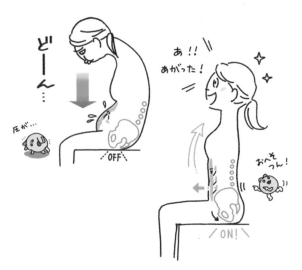

「骨盤姿勢」は，その姿勢でいるだけで「支える筋肉」が使えます。先ほど，おへそを突き出したときにお腹の筋肉が上がったのは，「支える筋肉」が働いているサインです。

「『おへそをほんの少し突き出す』の『ほんの少し』ってどのくらい？私にちゃんとわかるかしら」という心配がある人もいるかもしれませんが，大丈夫です。突き出しすぎるとまた下に下がってきてしまうので，自分の感覚で「あ，ちょっと上がった」と思う角度で座ればいいのです。

1
2
3

column　尿漏れの改善には，骨盤底筋エクササイズより「骨盤姿勢」

更年期以降に増えてくる尿漏れは，加齢で骨盤底筋が緩んできて起こると思われていますが，それは必ずしも正しいとはいえません。

姿勢の崩れで内臓が下がり，膀胱も下がって尿道が短くなり，尿道にある尿道括約筋という尿を止めるための筋肉がうまく使えなくなることで起こります。つまり，骨盤を立てて内臓を持ち上げれば，膀胱も上がって尿道も伸び，尿道括約筋が働くことができるようになるので，尿漏れは起こりません。逆に，骨盤底筋を締めようとして不適切なエクササイズを行うと，股関節が締まって骨盤内の血行が悪くなったり，締めようとする動きで骨盤が後ろに傾くようになってしまったりと，むしろ悪い方に働いてしまうことがあります。

「骨盤姿勢」で骨盤を立てれば，腹背筋がきちんと働いて内臓を支えて持ち上げてくれます。それと同時に骨盤底筋も自然と働いてくれます。「くしゃみをすると出てしまう」という人も多いですが，骨盤を立てておけば，くしゃみをしても尿漏れは起こりません。

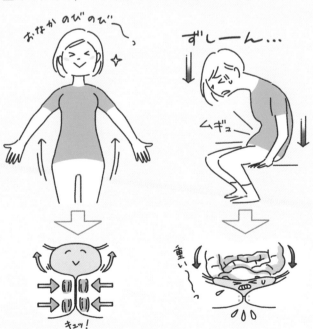

2.2.3 姿勢の崩れをチェックする

　更年期世代であれば，40年以上，重力のもとで生きてきたわけですから，それなりに姿勢や骨格，筋肉の位置の崩れがあるのは当然です。特に今まで姿勢を意識してこなかったのであれば，姿勢の崩れは自然なことですから，自分を責めないでください。ただ，どのくらい，どんなふうに崩れがあるかを調べ，知っておくことは，改善するために必要です。姿勢の崩れには，自覚がない部分も大きいのです。

　とはいえ，全身を調べるのは大変です。そこで，姿勢改善のカギとなる，背骨のラインの崩れを調べてみましょう。

1）背骨のS字カーブ

　正しい背骨のS字カーブは，みぞおちの裏辺りで膨らみと反りが切り替わっています。これには理由があります。みぞおちから下が脚の筋肉のグループだからです。

　正しいS字カーブになっていれば，脚を使ったとき——立ったり，歩いたりしているときですね——それだけでみぞおちから下の筋肉，つまり，脚だけでなく，体幹の筋肉も自然と使えるようになります。

　ところが，S字の切り替わりが低い位置，たとえばおへその裏くらいだとしたら，みぞおちからおへそまでの体幹の筋肉は，脚の筋肉のグループでありながら，立ったり歩いたりしてもうまく使えないのです。

　このように，正常に体を使うためには，正しいS字カーブを維持することがとても大切です。

　では，実際に皆さんの背骨ラインを調べてみましょう。

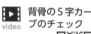

video　背骨のS字カーブのチェック

Try!

CHECK

背骨ライン：S字カーブの切り替わり位置は？

　観察は，できれば仰向けで行います。座位や立位だと上から重力がかかってたわみが強くなり，また，受け手が背骨ラインを調整できてしまうため，本来の背骨の状態がわかりにくくなるからです。仰向けだと，背骨は重力から解放され，受け手もコントロールがしにくいので，現在どのような状態になっているかが正確にわかります。

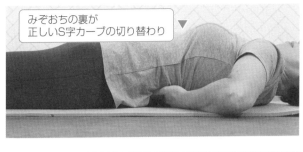

みぞおちの裏が
正しいS字カーブの切り替わり ▼

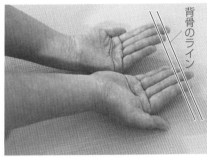

背骨のライン

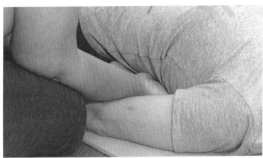

〔セルフチェック〕

まずは自分の背骨を調べてみましょう。

① 仰向けに寝ます。自然な状態を見るために，体の力はできるだけ抜きましょう。おへその裏辺りから手を背骨の下に入れて，おへそからみぞおちの裏（ブラジャーのホックの辺り）の背骨を触ってみましょう。肩がつらくて背中に手が入れにくい人は，手のひらを下にして，手の甲で背骨を触ります。

② 背骨を触ってみると，反っているところ，丸みのあるところがわかると思います。S字カーブの切り替わりはどこになっていますか。みぞおちの裏なら正常なS字カーブですが，それよりも下，たとえばおへその裏辺りだけが反っているようなら，上のカーブが長くなりすぎているので，背筋を伸ばしにくくなったり，伸ばそうとすると逆に反りすぎてしまったりします。

〔他者のチェック〕

① 仰向けに寝てもらい，その横に座ります。両方の手のひらを上にして骨盤の上端，背骨の一番下の辺りに差し込み，両手の指の腹が背骨に当たる位置に置きます。

② 4本の指の腹で背骨を軽く押し上げるようにしてみると，その部分が反っているか，丸まっているか，まっすぐなのかがわかります。1か所につき2〜3回押し上げたら，その部分が反っているか，まっすぐか，丸まっているかを伝えてあげましょう。

③ 肩甲骨辺りまで行ってみると，その人の背骨の反りのピークと丸まり
のピークがどこなのかがわかるので，それを伝えてあげてください。

S字カーブの崩れがひどくなると，背骨の下側にあるはずの反りのライ
ンが全く消えてしまい，C字カーブになっている人もいます。反りの
カーブがない，ということは，骨盤や背中を丸めないためのストッパー
がない状態ですから，丸まる一方になってしまいます。

2) 首のライン

次に，更年期不調の代表的なトラブルに関係のあるところをチェック
しておきましょう。それは，首のラインです。

首も背骨の一部です。頭が前に出て首が引っ張られた状態になると，
これまで説明してきたように，自律神経が乱れる原因となり，ホットフ
ラッシュやのぼせ，睡眠障害などが起こりやすくなります。立ち姿勢の
状態を横から観る方法もありますが，仰向けでの観察方法も覚えておい
てください。

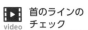

首のラインの
チェック

CHECK

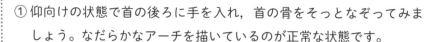

首のライン：頭の位置は？

〔セルフチェック〕

① 仰向けの状態で首の後ろに手を入れ，首の骨をそっとなぞってみま
しょう。なだらかなアーチを描いているのが正常な状態です。

＊まっすぐだったり，膨らんだアーチになっていたりしたら，いわゆる
ストレートネックです。これは，首の問題ではなく，背骨の丸みが強
くなったために起こっています。

＊逆に，首の後ろがすごく縮んだ急カーブになっている人もいます。こ
れも，背骨の丸みが原因です。背中が丸くなり，首に押し出された頭
を肩の上に乗せるようにしているために首がそうなってしまうので
す。脳内の血行が悪くなり，頭痛や脳梗塞などにもなったりしやすい
ので注意しましょう。

② 首の骨を両肩の間までなぞってみましょう。首の骨よりも下，肩から
下の背骨まで触れられたら，背骨が丸まって頭が前に出ている，とい
うことになります。

〔他者のチェック〕

① 仰向けに寝てもらい，相手の頭側に座って，首のラインをなぞります。このとき，首は繊細なので絶対に強い力をかけたり，背骨のS字カーブチェックのときのように持ち上げたりしないでください。ラインを確認するように優しくなぞるだけにします。

② 首よりも下の肩や背中の間まで背骨が触れるかをチェックします。首の下から背中にかけて手が入れられるかを見てみましょう。

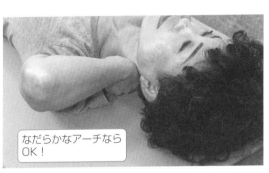

なだらかなアーチなら
OK！

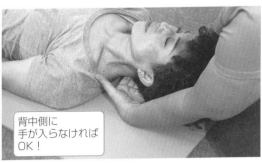

背中側に
手が入らなければ
OK！

首は脳に近く，神経の束のようなところです。首（つまり頭）が前に出ていても，無理に首だけを引っ込めようとしたり，筋トレなどで首に直接アプローチしたりすることは避けましょう。首から下の背骨の丸まりを変えていくことで，首のラインも自然に変わっていきます。

3) 肩の浮き

首のラインと合わせてチェックしたいのが，肩の浮きです。

頭が前に出ると，肩は前に引っ張られ，巻き肩になります。後ろから見ると，肩甲骨同士の間が開いたようになり，縦の猫背ラインに加え，横にも猫背のような丸いラインができてしまいます。これを私は「横猫背」と呼んでいます。こうなると，首を体の上に引っ込めようと思ってもうまく引っ込めることができなくなるため，肩こりは慢性的になり，四十肩や五十肩にもなりやすく，また，胸が縮むので息苦しさを感じることが多くなります。

CHECK

肩の浮き

〔セルフチェック〕

　仰向けに寝て，肩の下に手を入れてみましょう。正しい状態だと肩先は少しだけ浮いていますが，肩甲骨の下には手が入りません。肩が巻いて「横猫背」があると，肩甲骨の下に手が入ってしまいます。

〔他者のチェック〕

　仰向けに寝てもらい，首のチェックと同様，相手の頭側に座って行います。左右の肩の浮きを一緒に観察すると，左右差も確認できます。人間の体には左右差があるのが自然なので，それ自体は問題ではありませんが，「片方の肩だけつらい」という人には改善のヒントになるので，伝えてあげるといいと思います。

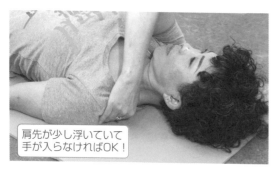

肩先が少し浮いていて手が入らなければOK！

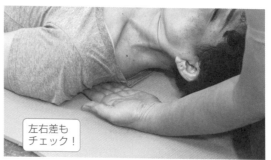

左右差もチェック！

　いかがでしょう。姿勢の崩れが確認できましたか。

　まずは，この姿勢の崩れチェックを習慣にしましょう。いずれも仰向けで行うので，夜寝る前や朝起きるときなど，「今日はどうかな？」と確認する習慣がつけば，大きな崩れになることも少なくなりますし，「気がつかないうちに，かなり頭が前に出ていたな，これではホットフラッシュになるわけだ」と，自分の不調とその原因との関係が理解できるだけでも不安は減ります。

　また，本書で紹介するエクササイズに取り組むときや，誰かにエクササイズを指導する場合にも，エクササイズの前後に観察をすれば，ちゃんと「効く」ようなエクササイズができたかどうかの確認にもなります。今の自分の体を知ることが，人生を楽しめる体づくりの第一歩です。

　姿勢の崩れが確認できたら，修正していきましょう。タオルボール*を背骨に当てながら伸びをしていくエクササイズです。エクササイズの

前後に姿勢の崩れのチェックをして，変化を確認してみてください。
＊：タオルボールの作り方は，p.viiを参照。

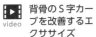
video　背骨のS字カーブを改善するエクササイズ

Try！

背骨のS字カーブを改善するエクササイズ

EXERCISE

① 仰向けになって両膝を立て，タオルボールをおへその裏（背骨の一番下）に入れます。手は頭の後ろで組み，肘はしっかりと開きます。

＊この「肘を開く」動きが，「横猫背」の改善につながります。四十肩や五十肩で手が上げられない，上げると痛い，という人は無理をせず，体の横か斜め下に伸ばし，肩が上がらない角度に置いてください。

② かかとを突き出した状態で片方の脚を下方向に伸ばし，5秒間キープします。このとき，みぞおちの裏が反るように意識してください。そのためには，顎は引かずに少し上げるようにし，体全体がほんのりと反るように脚を伸ばすといいです。この動きを左右交互に1回ずつ行います。

③ タオルボールを背骨沿いに2cm上にずらして同じ動きをします。これを，タオルボールが首の付け根に来るまで繰り返します。

④ エクササイズが終わったら，仰向けで背骨や首のライン，肩の浮きをチェックしてみましょう。そして，「骨盤姿勢」で座ってみてください。エクササイズを行う前よりも自然な感じでできるようになっているはずです。また，立ち上がって，体の感じを味わってみましょう。体が伸びて，胸が上がり，重心が後ろになっている感じがすると思います。

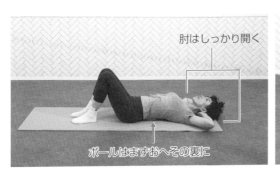

肘はしっかり開く

ボールはまずおへその裏に

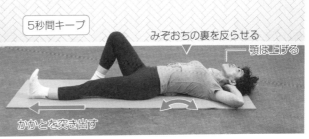

5秒間キープ

みぞおちの裏を反らせる

顎は上げる

かかとを突き出す

▼
▼ 指導のポイント
▼

　正しい反りのカーブになっているか，みぞおちの裏（ブラジャーの
ホックのところ）を触っていてあげましょう。それだけで「ここを反ら
せるのだな」と意識しやすくなります。ここではなく，おへその裏を反
らせていたら，腰が痛くなったりします。また，Ｓ字カーブが改善でき
ないので，声をかけてあげてください。自覚がない場合が多いです。

---

column 「正しい姿勢」は，男性と女性，民族などによって少し違う

　「骨盤姿勢」は，誰にとっても体の機能が正しく，そして快適に使える姿勢ですが，男性と女性では少し違いがあると思っています。

　1つ目は，骨格と筋力の違いです。女性は男性と比べて骨格が細く，筋肉も柔らかいので，姿勢の崩れから来る骨格，筋肉，内臓の位置の崩れが大きいです。そのため，男性よりも姿勢への意識を持つことが必要です。

　また，column 男性の更年期でも少し触れましたが，生殖器の形状の違いも関係があります。男性の場合，骨盤の底部の前側に生殖器がついているため，生殖器の圧迫を避けるために，女性よりも少し骨盤が後傾しやすい傾向があります。

　民族や人種による差もあります。日本人の骨盤は深さがあり，全身の骨格の中で骨盤の占める割合が大きいといえると思います。

　骨盤は後ろ側が重いので，骨盤が深いと後ろに傾きやすく，浅いと前に傾きやすくなります。そのため，その民族によって，正しい姿勢をキープするための意識が少し変わってきます。

　骨盤が前傾しやすい欧米人のために開発されたエクササイズは，前傾しすぎないように，少し骨盤を後傾させるものが多いため，これをそのまま日本人が行うと，かえって後傾を強くしてしまうことがあります。骨盤が大きく，後ろに傾きやすい日本人は，骨盤が傾きすぎないようにする意識が必要になります。

　一般的な骨格図などに出てくる背骨のラインは，男性や欧米人の骨格を基準に描かれていることが少なくありません。一方，本書は主に日本人の女性の姿勢を整えるための本なので，一般的に説明されている背骨のラインや，「正しい姿勢」の作り方と少し違う部分があると思います。

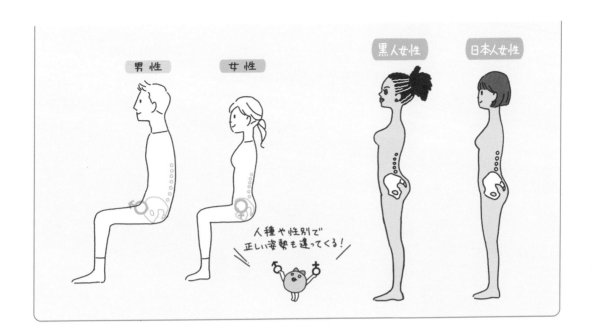

男性　女性　黒人女性　日本人女性

人種や性別で
正しい姿勢も
違ってくる！

2.2.4　正しい姿勢をキープする

　デスクワーク中心の仕事についている人など，座っている時間が長い
と，正しい座り姿勢がわかっていても，崩れやすくなりがちです。もと
もと日本人の骨盤は後ろに傾きやすいので，崩れているなと感じたら，
そのつど体を起こして直せばいいのですが，体幹をもう一つ伸ばして，
正しい座り姿勢がキープできるようになるエクササイズを紹介します。

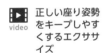
正しい座り姿勢
をキープしやす
くするエクササ
イズ

EXERCISE
正しい座り姿勢をキープしやすくするエクササイズ

①「骨盤姿勢」で座ります。膝はこぶし1つ分開き，すねは地面に垂直
　に立てます。両手を組んで手のひらが上を向くように裏返し，頭の上
　に乗せます。

②両足で地面を踏み込みます。踏んだ反動で上に伸びる力をさらに持ち
　上げるように腕を真上に伸ばしていき，10秒間キープします。

　＊このとき，骨盤の角度が前に傾きすぎていると，地面を踏んだ力が
　　上に行かず，体が前に倒れてしまいます。体が前に傾いてしまった
　　場合は，骨盤を正しい角度に立て直してから伸ばしてください。

③体をしっかりと伸ばしたら，まずお尻をプリッと後ろに突き出しま
　す[*1]。顔を正面に向けたまま[*2]，背中が丸まらないように，体を二つ

折りに前へと倒していきます。

*1・2：こうすることで，背中が丸まらずにまっすぐ体を倒せます。

④ 上半身を腿に乗せるように体を二つ折りにしたら，腕と首をダラーン
と脱力します。頭のてっぺんが真下を向くぐらい脱力してください。
そうすると，腕と頭の重みで，腰がさらに伸びます。

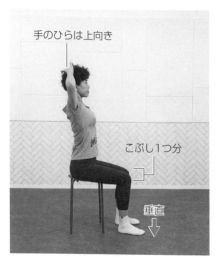

手のひらは上向き

こぶし1つ分

垂直

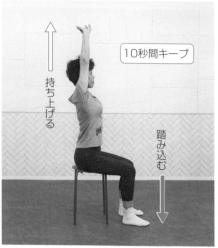

10秒間キープ

持ち上げる

踏み込む

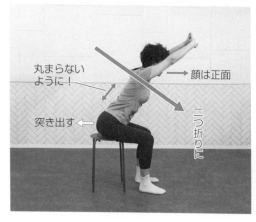

丸まらない
ように！

突き出す

顔は正面

二つ折りに

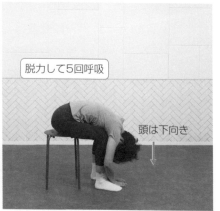

脱力して5回呼吸

頭は下向き

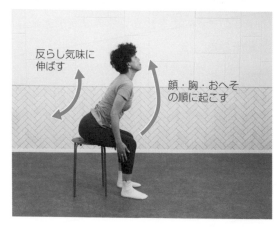

反らし気味に
伸ばす

顔・胸・おへそ
の順に起こす

⑤ 二つ折りの状態のまま，息を細く長く吐きながらおへその下をへこませていきます。吐ききったら息継ぎをしてもう一度，という要領で，呼吸を5回繰り返します。

⑥ 頭 → 胸 → おへその順番に，背筋を反らし気味に伸ばしながら，腰を丸めないように起き上がっていきます。

⑦ ①～⑥を5回繰り返します。終わったら一度立ち上がり，座り直してみましょう。しっかりと「腰が立った感じ」があると思います。

Point

▼ ▼ 指導のポイント
▼

・最初の姿勢が大切です。正しい「骨盤姿勢」で座れているか，後ろから坐骨やその後ろに体重が乗っていないかを確認してあげましょう。

・踏んだ反動で上に伸びるときに，真上に行っているか，前に傾いているか，自分では気づきにくいので，前に傾かないようにサポートしてあげましょう。

---

column 運転中の姿勢

　座り姿勢についてとても多い質問は，「運転中の姿勢はどうしたらいいでしょうか」というものです。

　車のシートは後ろが下がっていて，骨盤が立てにくいですね。これには意味があります。後ろから追突されたり，自分が何かに追突したりした場合に，前に飛び出さないように，あえて車のシートは後ろが下がっています。つまり，いい姿勢のためにつくられた設計ではなく，事故の際の危険を減らすための設計なのです。

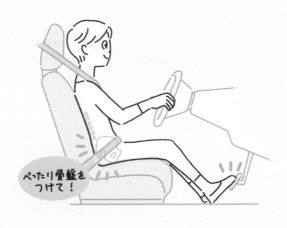

ぺったり骨盤をつけて！

車の運転の際は，浅く座って骨盤を立てようとせず，座席の一番奥まで深く腰かけ，シートと背もたれに隙間がないようぺったり骨盤がつくようにしてください。そして，その状態でもブレーキが踏めるように，シートは前に出しましょう。中途半端に浅く腰かけたり，背もたれから背中が浮いたりすると腰が丸まり，背中も丸まり，頭が前に出てしまいます。そうするとかえって視野が狭くなり，危険な運転になってしまいます。

2.2.5　立ち姿勢

　立ち姿勢では，座り姿勢よりもさらに重力の影響を受け，また，大きくて安定した骨盤が土台になるのではなく，2本の棒状の脚で支えることになるので，不安定になります。

　ポイントは，基本的には座り姿勢と同じく，骨盤の角度と頭の位置です。

1) 骨盤を立てる

　立ち姿勢では座り姿勢と異なり，骨盤が椅子などの座面に接しているわけではないので，坐骨の角度を確認することができません。骨盤を立てた状態を鏡などに映して視覚的に調整するか，体の感覚で調整します。

　視覚的に調整する場合は，横から見てウェストラインを水平にすればOK ですが，鏡などがなく，自分の体の感覚で調整する場合は，肛門が真下ではなく，少しだけ後ろ方向を向くようにします。女性なら膣が真下を向く角度です。

　骨盤の角度を安定させるコツは，膝と股関節を伸ばして立つことです。膝が曲がると股関節が曲がり，股関節が曲がると体全体が前傾気味になって，頭が前に出てしまいます。また，膝が曲がるとお腹の力が抜け，骨盤が前後にグラグラしやすくなります。股関節は，伸ばしたつもりでも伸びていないことが多いので，自分で実際に触りながら，「く」の字（p.6, 29 参照）にならずまっすぐに伸びているかを確認しましょう。

2) 頭を体の上に乗せる

　立ち姿勢では，座り姿勢よりも不安定な分，さらに頭が前に出やすくなります。立ち姿勢での頭の位置は，かかと（両くるぶしの間くらい）の上です。しっかりとすねを垂直に立てておいてください。この上に頭があるということは，脚の骨の上，骨盤，背骨を通じて骨格の上に頭が乗っているということになるので，一番安定します。逆に，爪先の方に重心が乗っている場合は，頭が前に出ているサインです（爪先に重心がかかっていると，足の指や付け根に力みがあるのでわかります）。どんど

ん前に出て，背骨が曲がってしまいます。

　仕上げの調整として，手を頭の後ろに組み，骨盤の傾きが変わらないように注意しながら，その手に軽く寄りかかってみましょう。このとき，おへそを突き出さないように注意してください。お腹が伸び，頭の重みを背面側が支えている感覚があると思います。重たい頭を手で支えており，その手を頭の後ろで組んでいることで肘が開き，背中の丸み（前述の「横猫背」）もとれます。感覚的には，そっくり返ったような感じがあるかもしれませんが，横から写真に撮って見てみると，まっすぐなのがわかると思います。

　頭が体の上にまっすぐ乗っているかどうかの確認は，首の角度を見るといいでしょう。ほぼ垂直になっていればOKです。

▼ 指導のポイント

　立ち姿勢では，自分の感覚と実際との間に差が出やすいので，横から写真を撮って一緒に見ながら下記のチェックポイントを確認し，修正していきましょう。
＊骨盤の角度（ウェストライン）
＊膝と股関節の伸び
＊足の重心
＊首の角度

　意識しなければならないところがたくさんあって大変な気がしますが，だんだんとつながってくると，一つ一つを意識しなくてもできるようになります。まずは習慣づけましょう。

3) 筋肉に「上向きの矢印」を入れる

　「骨盤姿勢」の立ち姿勢には，骨盤の角度や頭の位置に加え，もう一つ，大切なポイントがあります。それは，筋肉を使う方向です。

　1)，2)で説明したとおり，骨盤を立てて頭をその上に乗せれば体はまっすぐになり，きれいな姿勢になります。でも，骨盤の上に頭を乗せる座り姿勢よりも，2本脚というさらに不安定なものの上に頭を乗せる立ち姿勢は，正しいところに位置を直しただけではすぐに崩れてしまいます。それを防ぐために，筋肉に「上向きの矢印」を入れましょう。その方法が，「踏む」という動作です。

　骨盤と頭を正しい位置に置いたら，かかとの下に杭のようなものがあ

るのをイメージしてください。その杭を地面に刺すようなイメージでかかとを踏むと，すねは垂直になり，踏んだ力の反作用で体が上に伸びる感覚があると思います。

　骨盤も頭も正しい位置で行っているので，外から見た感じではあまり変化がありませんが，体の内側には上に伸びる強い感覚があると思います。踏んで伸びる感覚で，みぞおちの裏まで，まっすぐに伸ばしてみましょう。みぞおちから下が脚の筋肉のグループですので，かかとからみぞおちの裏までをしっかり伸ばすことで脚の筋肉グループがうまく使え，安定した立ち姿勢ができるようになります。

▽　指導のポイント

　　踏む動作をしたときに，骨盤が傾いたり肩が上がったりしないように見てあげましょう。

　「踏む力で上に伸びる」感覚がよくわからない，という人もいるかもしれません。タオルボール*を使って，これが実感できるようになるエクササイズを紹介します。

*：タオルボールの作り方は，p.viiを参照。

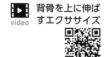

video　背骨を上に伸ばすエクササイズ

背骨を上に伸ばすエクササイズ
EXERCISE

① タオルボールを片方の足のかかとの下に入れ，爪先を浮かせます。膝は曲げておきます。反対側の足は，膝を伸ばし，普通に立つくらいの幅で，その隣に置きます。このとき，頭と肩甲骨は，ほんのり後ろに寄りかかる角度にします。顔だけが上を向かないようにしましょう。両手を組んで手のひらが上を向くように裏返し，頭の上に乗せておきます。

② タオルボールを地面に埋め込むような気持ちでぐーっと踏みながら，膝を伸ばします。反作用で体が上に伸びてきます。まっすぐ伸ばすには，股関節が平らになるくらいに伸ばし，おへその裏の反りを伸ばし，そして，みぞおちの裏を少し反らすようにしつつ，さらに体を伸ばしながら，頭の上に乗せていた手を上に伸ばしていきます。腕を伸

ばす角度は，みぞおちの裏を少し反らしているので，腕を上げた部分が真上よりも少し後ろ，二の腕が耳の後ろ側につくくらいになります。伸ばし切ったところで，10秒間キープします。

③ 手を頭の上に戻し，膝を緩め，① のスタートの状態に戻します。5回行ったら，タオルボールを反対側の足のかかとの下に入れ，同様に5回行いましょう。

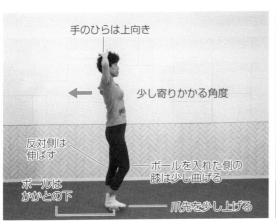

手のひらは上向き

少し寄りかかる角度

反対側は
伸ばす

ボールは
かかとの下

ボールを入れた側の
膝は少し曲げる

爪先を少し上げる

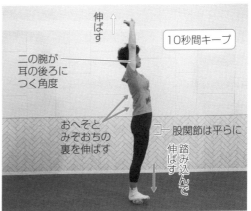

伸ばす

10秒間キープ

二の腕が
耳の後ろに
つく角度

おへそと
みぞおちの
裏を伸ばす

股関節は平らに

踏み込んで伸ばす

④ 手を後頭部の髪の生え際辺りで組み，①② と同じようにタオルボールを踏んで体を上に伸ばしながら，組んだ手で生え際の髪を上に持ち上げるようにして，後頭部の皮膚を軽く引き上げます。こうすることで，首の筋肉も上に伸ばされますが，首を無理やり引っ張るように強く行うと痛めてしまうので，ソフトに行います。また，このとき，顎は引かないようにしましょう。5秒間キープします。タオルボールを反対側の足のかかとの下に入れ，同様に行いましょう（1回ずつ）。

⑤ エクササイズが終わったら，「骨盤姿勢」の立ち姿勢をとってみましょう。スムーズにできるようになっていると思います。

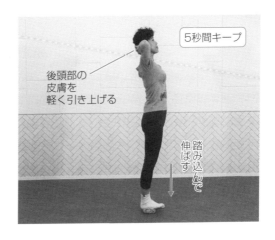

5秒間キープ

後頭部の
皮膚を
軽く引き上げる

踏み込んで伸ばす

▼
▼ 指導のポイント
▼

・おへその裏が反りすぎると上に伸びないので，注意してあげましょう。
・下記のポイントとなる点をチェックしてあげましょう。一度に全部を
　押さえるのは難しいので，まずは股関節，次はそれに加えておへその
　裏，…，と重ねていきます。
＊股関節がしっかり伸びているか
＊おへその裏が反りすぎていないか
＊みぞおちの裏（ブラジャーのホックの辺り）で反っているか

4) 上半身は「寄りかかる」感覚

　3) などで，みぞおちから下が脚の筋肉グループだと説明しました。こ
こでは，その上に乗せる上半身，腕や頭の位置についてお話しします。

　立ち姿勢の場合，見た目が「まっすぐ」な姿勢とは，体感として「まっ
すぐ」なのは実はみぞおちの裏までで，そこから上は少しだけ後ろに「寄
りかかっている」ような感覚があります。なぜなら，頭は重く，前に倒
れやすくできているので，ただ体の上に乗せただけでは，体は前に傾い
てしまうからです。見た目と自分の感覚との間には差があることに気を
つけてください（ただ，繰り返しますが，膝が曲がっていたり，骨盤が
前後に傾いていたりしていては，まっすぐにはなりません）。

　「寄りかかっている」という感覚になるのは，背中側の筋肉が体を支え
ているということです。私たちの体を支えてくれるのは腹背筋ですが，
背骨を支えてくれるのは，背中側の筋肉が中心です。背中が丸まってし
まうと，その筋肉は支える仕事ができないのです。

　「骨盤姿勢」の正しい立ち姿勢ができると，立っているだけで，重力に
抗うための「支える筋肉」が自然とたくさん使えるようになります。で
も，上半身は寄りかかっている感覚なので，肩や首の力は抜けてリラッ
クスしています。この感覚も，今まで皆さんが思っていた「いい姿勢」
とは全く違う部分だと思います。

　たいていの人が，「いい姿勢」をしようとするとき，胸を無理やり張っ
たり，肩を持ち上げたりと，上半身でつくろうとしますが，これが間違
いなのです。まず，その「いい姿勢」を維持することが難しいですし，
肩に力が入って疲れてしまいます。

5）お尻は締めない

　立ち姿勢でもう一つ気をつけたいのは，お尻を締めないことです。

　お尻を締めると股関節に力が入ってしまい，下腹の筋肉が縮んで脚と体幹の筋肉のつながりが悪くなります。そのため，みぞおちの裏までまっすぐに筋肉が伸びなくなり，背中が丸まりやすくなります。

　また，これまでにもお話ししてきたように，股関節は卵巣に近く，ここを締めてしまうと，卵巣の血流が悪くなるので，特に更年期世代には大敵です。

　「ウェストライン（骨盤の角度）を水平にしようとすると，腰が反りすぎてつらい」「頭をかかとの上に乗せようとすると，骨盤が傾いてしまう」など，正しい立ち姿勢ができない人は，背骨のS字カーブが崩れているので，まずはp.47のエクササイズでS字カーブを整えましょう。

> **column** 絶対にしないでほしい立ち姿勢
>
> 　参考までに，絶対にしないでほしい立ち姿勢をイラストで紹介しておきましょう。
>
> 　ちょっと長く立っているとき，立ち話をしているとき，立ってスマホを見ているときなどになりやすい姿勢です。よく見かけますよね。楽な姿勢のように感じられますが，この姿勢で立ってみると，体中の筋肉のどこにも「上向きの矢印」が感じられず，体が重く感じられるのがわかると思います。
>
> 　この立ち姿勢をしていると，骨盤は後ろに傾き，背骨は下側の反りがなくなってC字カーブになり，背中はどんどん丸まって，頭は前に出てきてしまいます。自分が思っている以上に見た目もあまりよくない姿勢なので，皆さんには，「この姿勢で立つのだけはやめよう！」と決めてほしいなと思っています。
>
>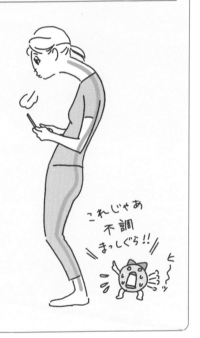

2.2.6　歩き姿勢

　　正しい歩き姿勢が身につくと，重力に抗う「支える筋肉」がさらに働き，縮んだ筋肉が伸びて骨格も整います。通勤や家事など，日常生活で十分な運動量も確保できるため，わざわざ外にウォーキングに行ったり，筋トレや特別なエクササイズなどをしなくても，これだけで健康な状態をキープすることができます。

　　といっても，決してつらい歩き方ではなく，のびやかで心地よい歩き方です。解説しながらその練習方法も紹介しますので，ぜひ身につけてください。

1) 歩き出しの姿勢が大切

　　基本は立ち姿勢と同じですが，歩くと重心が前に移動しやすく，頭が前に出やすくなります。たとえば，椅子に座ったところから立って歩き出す場合，立ち上がるときに体を前傾させ，頭を前に出した姿勢のまま歩き出してしまうと，正しい姿勢で歩くことができません。立ち上がったら，一度正しい立ち姿勢になります。この姿勢から歩き出すことが大切です。

　　まずは正しい立ち姿勢をおさらいしておきましょう。

　　骨盤は，ウェストラインを水平にし，肛門が少しだけ後ろ方向／膣が真下を向く角度です。そして，股関節と膝を伸ばして安定させます。

　　頭の位置の調整は，手を頭の後ろで組み，そこに軽く寄りかかります。手に頭の重みを少し感じるところが正しい位置です。かかとの上に頭の重みが乗った感覚があるはずです。このとき，膝はしっかり伸ばしますが，これに伴って骨盤の角度が前や後ろに傾かないように気をつけましょう。

2) 後ろの脚を伸ばして歩く

　　歩くときは，前に出す脚より，後ろにある方の脚を意識します。常に後ろ足に頭の重みが乗っている感覚です。足音がドスンドスン，ペタンペタンと大きいときは，前足に重みがかかっているサインです。

　　後ろ足の指の付け根で地面を押すようにして，股関節と膝を伸ばします。体を前にではなく，斜め上に押し出すように地面を押し上げると，頭が前に出ない状態で歩くことができます。歩き姿勢で一番大切なのはこの動きです。しっかりと足の指の付け根で地面を押して股関節と膝を伸ばすと，みぞおちから下がぐーっと伸びる感じがわかると思います。

そして，この動きによって，丸まりがちな背骨が伸び，S字カーブが修正され，下から上に体を持ち上げる筋肉の方向をつくってくれます。頭が前に出ているとこの動きが感じられないので，注意してください。

　後ろ脚をしっかり伸ばしたら，自然な感じで膝を緩めて前に送ってください。そちらの足が前に着地したときは，もう膝は伸びています。つまり，後ろの脚を前に送る動きのとき以外は，膝が伸びているということになります。

　立ち姿勢のところ（2.2.5項）でも説明しましたが，膝が緩んで曲がると股関節も曲がり，体幹の筋肉も一緒に緩んでしまうので，そうならないために，膝は必要以上に緩めず，できるだけ伸ばして使います。

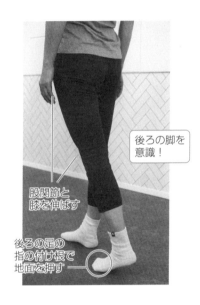

後ろの脚を意識！

股関節と膝を伸ばす

後ろの足の指の付け根で地面を押す

　タオルボール*でお腹の筋肉や股関節まわりを伸ばしてから，後ろ脚を踏み上げる練習をしましょう。

＊：タオルボールの作り方は，p.viiを参照。

video
脚を伸ばしやすくするエクササイズ
Part 1：お腹を伸ばす
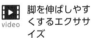

Try!

EXERCISE

脚を伸ばしやすくするエクササイズ

(1) お腹を伸ばす

　脚の筋肉グループ（みぞおちから下）の中心部分にあたるお腹の筋肉が縮んでいると，脚が後ろに伸ばしにくくなるので，ここを伸ばします。

① うつ伏せに寝て，タオルボールを恥骨の角の上辺りに入れます。上半身は肘をついて起こしておきます。

② ボールにぐっとお腹を押し当て，左右に5往復，体を揺らします。ボールを2cmずつ上にずらしながらおへその横辺り，肋骨にかからないところに来るまで繰り返します。左右同様に行います。

③ ボールを外し，上半身を下ろします。両手を枕のようにして頭を乗せ，楽な方を向きます。

④ 片方の足の爪先を遠くに伸ばし，膝を伸ばしたまま上に上げます。下腹が伸びる感じを味わいながら5秒間キープしましょう。左右交互に5往復，行います。

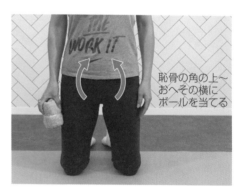

恥骨の角の上〜
おへその横に
ボールを当てる

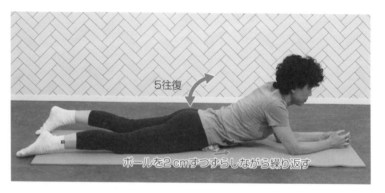

5往復

ボールを2cmずつずらしながら繰り返す

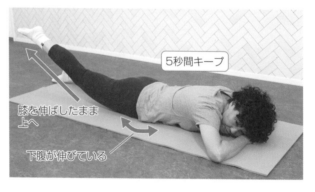

5秒間キープ

膝を伸ばしたまま
上へ

下腹が伸びている

Point

▽
▽▽ 指導のポイント
▽

・肋骨の下端は折れやすいので，タオルボールが肋骨にかからないように注意してあげましょう。

・伸ばして上げた側の脚の膝が曲がっていないかをチェックしてあげましょう。

＊子宮筋腫などがある場合や妊娠中は避けてください。

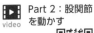

(2) 股関節を動かす

　股関節の動きをよくするには，背骨に正しいＳ字カーブがあること，つまり，体の反りが必要です。そこで，体を反らしながら股関節を動かします。

① 仰向けになって両膝を立て，タオルボールを片側の股関節の裏（片方のお尻の中央辺り）に当てます。両手を頭の後ろで組み，肘はしっかりと開きます。顎を上げ，目線は頭の上の方に向けて，上半身を反らしておきます。

② ボールを当てた側の膝を，大きく開きながら体を反らせ，お腹を伸ばしてから閉じます。

③ 同じ側の脚を，かかとを突き出しながら下に伸ばします。みぞおちの裏が反るように体を反らしながら伸ばしてください。伸ばしたところで５秒間キープします。

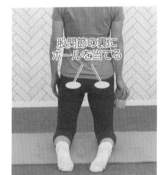

股関節の裏にボールを当てる

④ 体を反らしたまま，伸ばした方の脚を，膝を90°くらいに曲げるように持ち上げてから降ろし，①の状態に戻します。

⑤ ②〜④の動きを５回繰り返したら，反対側も同様に行います。

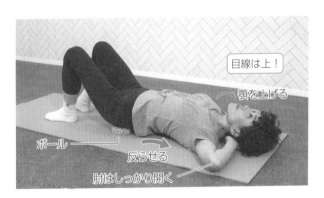

目線は上！
顎を上げる
ボール
反らせる
肘はしっかり開く

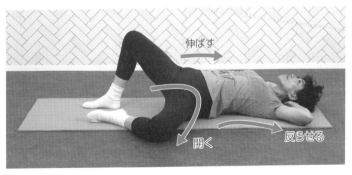

伸ばす
開く
反らせる

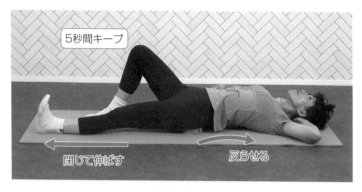

5秒間キープ

閉じて伸ばす　反らせる

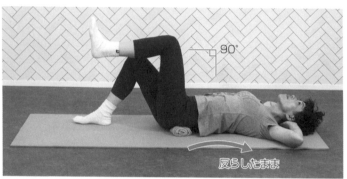

90°

反らしたまま

Point

▼▼　指導のポイント
▼

・脚を伸ばしたときに，みぞおちの裏（ブラジャーのホックの辺り）が反っているか，触って確認します。
・おへその裏が反ると腰がつらく感じるので，注意してあげましょう。

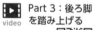

video

Part 3：後ろ脚を踏み上げる

Try !

(3) 後ろ脚を踏み上げる

歩くときに大切な，後ろ脚の動きを練習しておきましょう。

① 歩くときの歩幅程度に片脚を前に出します。左右とも，膝は伸ばしておきます。

② 後ろ脚のかかとを上げ，体を斜め上に押し上げるように地面を踏み上げ，膝と股関節を伸ばします。このとき，上半身の力は抜き，無理に胸を張ったりしないようにしましょう。5回行ったら，反対側の脚も同様に。左右交互に2往復，行います。

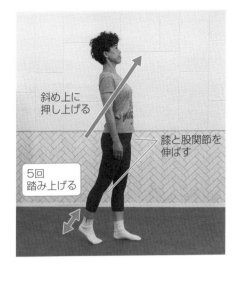

斜め上に
押し上げる

膝と股関節を
伸ばす

5回
踏み上げる

Point

▽
▽ 指導のポイント
▽

　肩や胸など，上半身に力が入っていないかを確認しましょう。腕の力がぶらんと抜けていればOKです。

では，「骨盤姿勢」で歩いてみましょう。

歩き姿勢の練習
video

EXERCISE

歩き姿勢の練習

Try!

① はじめは2回ずつ後ろ脚を踏んで進む練習をします。1回踏み上げたら，2回目で1歩前に進みますが，「前に進む」ことは考えず，斜め上に向かって踏み上げて股関節と膝をしっかりと伸ばすことを意識しましょう。

② 意識できるようになったら，ゆっくり1歩ずつ歩いてみましょう。「歩く」というより「股関節のストレッチをしている」と思いながら歩くといいです。上半身の力は抜きます。

③ 動きに慣れたら，速度を速めてみましょう。大股の方がやりやすいと思いますが，慣れればどんな速度でも，どんな歩幅でも歩けるようになります。

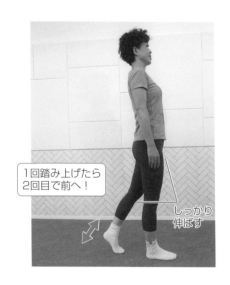

1回踏み上げたら
2回目で前へ！

しっかり
伸ばす

Point

▼▼▼ 指導のポイント

　歩き方も，自分の感覚と実際との間に差が出やすいので，横から動画を撮って，後ろ脚の伸び，膝や股関節が伸びているかを一緒に見ながら確認しましょう。

3) 前脚のことは考えない

　「着地するときは，どこを（足のどの部分から）つけばいいですか」とよく質問されますが，「いつ，どこからついたのかわからないくらい，意識しないこと」が一番いいと思います。着地を意識すると，どうしても前脚に体の重みが移ってしまうからです。

4) 薬指のラインで歩く

　人間の歩行姿勢は，骨格的にいうと，小指の付け根辺りで着地し，親指の付け根辺りで蹴り出すようにできています。ただし，女性の場合は，マナーとしていつも膝を寄せていることが多いために膝が内側に入りすぎているので，親指で蹴り出すと膝がどうしても内転しすぎてしまう傾向があります。薬指の付け根で蹴り出し，薬指の付け根で着地する，常に薬指のラインで歩いているとイメージするといいでしょう。

　ただし，3) でも説明したように，あまり意識しすぎず，後ろ脚を斜め上に踏み出して股関節を伸ばすことだけを意識した方が，自然とちょうどいいところで蹴り出したり着地したりすることができます。

5）「反ってはいけない」という固定観念を手放す

　おそらくほとんどの人にとって，この「正しい歩き方」には，最初のうちは背中や腰が「反りすぎている」ような違和感があると思います。でも，鏡やガラスに映して横から見てみましょう。自分の抱いていた感覚とは違って，すらっとまっすぐに背筋を伸ばして歩いている自分が映っていると思います。

　なぜか，「反ってはいけない」という固定観念がある人も多いようなのですが，もともと人間は背骨にS字カーブという「反り」があり，それが正常な状態なのに，反らないようにコントロールしていることが少なくないのです。

　実際に背中や腰が反ると痛いという人もいますが，その痛みの原因は，反りすぎていることではありません。むしろ反りが足りないのです。背骨は，S字の下のカーブが長いのが正常なのですが，反りが痛いという人の背骨は，下のカーブが短くて急です。そして，立ったり歩いたりしているときも，胸は張っているけれど，お尻は後ろに突き出していて，「胸を張ったままお辞儀している」ように頭が前に出ているため，上半身が反りの部分に乗ったような状態になってしまい，負荷がかかって痛いのです。

　反りの痛みを解消させるには，上半身をもう一つ反らせて頭の位置を後ろにします。そうすると，背骨の下のカーブがなだらかな長いカーブになり，ここに負荷がかかることもなくなるため，痛みがなくなります。

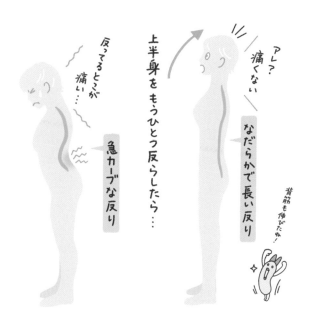

　「カバンやリュックを持つときの姿勢で，何か意識をすることはありますか」という質問もよく受けます。

　カバンやリュックサックを持っていると，姿勢が崩れやすいと思われがちですが，むしろその重みを利用して，立ち姿勢や歩き姿勢を整えることができます。

　片側の肩にかける（肩かけ）タイプや手提げタイプのカバンは，体の脇よりも後ろに来るように持つと，体が後ろに引っ張られて，頭が前に出にくくなります。肩甲骨も後ろに下がるため，背筋も自然とまっすぐになります。

　リュックサックは，背中に乗せて背負うのではなく，その重みに体を委ねれば，頭は前に出ず，背筋もまっすぐになります。

　いずれも，紐は首の根本ではなく，肩先に近い方にかけるようにすると，より胸が開きます。また，このように背筋を伸ばしてカバンを持つと，背中側の大きな筋肉で荷物を持つことができるので，疲れにくくなります。

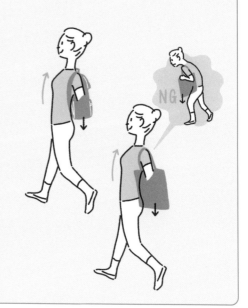

2.3　「骨盤姿勢」を自分のものにする

2.3.1　自分の感覚と実際との差を埋める

　「ふんぞり返っている感じがするけれど，鏡で見るときれいにまっすぐ立てている／座れている」。「骨盤姿勢」をやってみると，そう感じることが多いと思います。

　姿勢の崩れの一番の原因はこの「自分の感覚と実際との差」にあります。自分の姿勢が崩れていたり，猫背になっていたりすることに気がついていない人は少なくありません。むしろ，「姿勢には気をつけていたのに……」と，自分の姿勢を写真などで見てがっかりする人も多いです。気をつけて背筋を伸ばしてはいたけれど，実際は伸びていなかった，頭をそんなに前に出しているとは思わなかったけれど，実は前に出ていた，ということは，ほとんどの人が感じることです。

　正しい姿勢を身につけるには，この差に気づくこと，そしてその差を

埋めることが大切です。まずは自分の姿勢を客観的に見る習慣をつけるよう，心がけてください。特に，自分の姿を横から見る習慣です。たとえば，街中で鏡やショーウインドウなどがあったら，歩いている自分の姿を横から見る，家にいるときも，たとえば，歯をみがきながら横向きに鏡を見て，「『ちょっと反りすぎ？』と思うけど，このくらいが『まっすぐ』かな？」など，自分がどんな感覚になっているときであれば頭が前に出ないで体の上に乗っているかを確認しましょう。

さらに，正しい姿勢を身につける練習中は，時々，自分の姿を動画や写真に撮って見てみてください。自分ではまっすぐのつもりなのに頭が前に出ている，反り返っている感じがあるのにまっすぐに立てているなど，自分の感覚と実際とのずれをチェックしましょう。

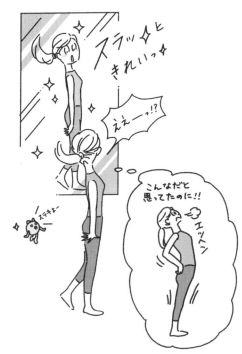

2.3.2　正しい姿勢は自然な姿勢ではない

「骨盤姿勢」をやってみて，どんな感じがしましたか。

「確かに楽な姿勢だけど，意識しないとまた以前の悪い姿勢に戻ってしまう」と相談されることがよくあります。でも，実はそれが正解。「骨盤姿勢」は，私たちの体を快適に使うための正しい姿勢ですが，自然な姿勢ではなく，意識しなければできない姿勢なのです。

ここがちょっとわかりにくいところだと思いますので，少し詳しく説明しましょう。

1.2 節でも少しお話ししましたが，私たち人間は，4 本脚の哺乳動物と体のパーツがほぼ同じです。4 本脚仕様の体を無理やり 2 本脚で，そしてその不安定な骨格のてっぺんに重たい頭を乗せるという，不自然で無理のある使い方をしています。だからこそ，「意識」が必要になるのです。

　当たり前になってしまっているので，普段の生活では意識していることすらあまり感じません。でも，眠かったり，酔っ払っていたりと，少し意識が薄くなるだけで，2 本脚で立てなくなります。

　もともとが頭を前に出して 4 本脚で使う体ですから，意識しなければその形に戻ってしまいます。頭が前に出るというのは，もともとの骨格の使い方に戻っている，つまり 4 本脚化している，ということなのです。

　そもそもが無理な使い方である上に，重力によっていつも下に引っ張られているので，意識して骨盤を立て，踏む力を使って筋肉に「上向きの矢印」を入れて使おうとしていなければ，だんだんと頭が前に下がり，背中が丸まり，やがて杖を突いて歩くようになります。でも，これは自然な状態，つまり，4 本脚仕様の体の使い方に戻りつつある，ということです。

　しかし，4 本脚の動物と体のパーツは同じですが，2 本脚仕様に進化しているため，残念なことに 4 本脚で歩くこともできません。私たちの体は，正しく快適に使うにはそれだけ意識して使う必要がある，難しい体なのです。

　こんなふうに考えると，2 本脚で正しい姿勢を保つことは，すごく大変なことのように思えますね。ただ，これまでの話を整理すると，意識しなければならないポイントは 3 つ。

① 骨盤を立てること
② 背骨に頭を乗せること
③ 踏む力を使って筋肉に「上向きの矢印」を入れること

　たったこれだけです。これらさえ意識していれば，何歳になっても頭は前に出ないし，背中も丸まりません。習慣にさえしてしまえば，小さな意識だけでできることです。

2.3.3 「骨盤姿勢」を自分の体に落とし込むコツ

　「骨盤姿勢」を体に落とし込むためのコツを紹介しましょう。

1) 場面を決めてやってみる

まだ慣れていないのに，はじめから常に「骨盤姿勢」でいようとすると，やはり大変です。まずは場面やシチュエーションを決めて，そのときだけは「骨盤姿勢」でいるようにしましょう。

座り姿勢なら，食事中，仕事中，テレビを見ているとき，スマホを見ているときなどがいいでしょう。

立ち姿勢なら，下を向くような作業をしていないときにしましょう。たとえば，料理をつくっているときは下を向いているので，背骨に頭を乗せておくことはできません。歯をみがいているとき，バスを待っているときなど，できるだけ毎日あることと組み合わせるといいと思います。

歩き姿勢なら，何か作業をしながら歩くということはあまりないので，「歩いているときは姿勢を意識する」と丸ごと決めてしまうことをおすすめします。難しいようなら，「通勤時は意識する」とか「この廊下を歩いているときは意識する」など，時間や場所を限定して決めるのもいいですね。

2) 動き出しだけ意識する

立ち姿勢，歩き姿勢は，動き出しだけ意識すれば，正しい姿勢が維持しやすくなります。

椅子から立ち上がったらまず正しい立ち姿勢になり，それから歩き始める，食事の後片づけ中なら，お皿を洗っているときは頭が前に出ているかもしれませんが，洗ったお皿を食器棚にしまいに行くときには，一度頭を体の上に戻してから食器棚まで歩いて行く，という感じです。動きと動きの間に正しい姿勢に戻る習慣をつけましょう。

3) 目線に慣れる

背骨の上に頭を乗せると目線が変わります。いつも下向きだったのが正面を向くようになります。下向きよりも正面を向いている方が視野が広がり，目の筋肉もよく動いて楽なのですが，慣れないとなんとなく居心地が悪く感じてしまうものです。特に，歩いているときは，下が見えないと足元が不安になりますが，実際は正面を向いて視野が広い方が障害物に早く気がつくため，つまずいたり，何かを踏んづけたりすることはなくなります。

まずは，家の中の慣れたところを「骨盤姿勢」で歩くことで，正面を向いて歩くことに慣れましょう。

4) 骨盤姿勢は「戻ってくるところ」

日常の暮らしの中にはいろいろな動きがあり、常に骨盤を立てて頭を背骨の上に乗せていることはできません。また、意識が抜ければ骨盤が傾いたり、頭が前に出たりするのも自然なことです。下を向いて行う作業が終わったら、あるいは、意識が抜けて違う姿勢になっていると気づいたら、「そこ（『骨盤姿勢』の位置）に戻そう」と思うようにしましょう。

私は、姿勢を維持するのは片づけに似ているなとよく思うのです。たとえば、ハサミを使った後に所定の置き場に戻すように、頭を前に出したり、骨盤が傾いたりしたら、そのままにせず、所定の位置に戻す、という感じです。

5) 快適だから「骨盤姿勢」でいる

「『骨盤姿勢』でいなければならない」「悪い姿勢をしている自分はダメだ」と、自分を責めるのはやめましょう。繰り返すようですが、姿勢は崩れるのが自然です。

「骨盤姿勢」は、慣れてくればとても快適です。「骨盤姿勢」に慣れた人たちは皆、「もう前の姿勢に戻りたくない」と口を揃えていいます。「姿勢を正さなければならない」ではなく、「快適だから『骨盤姿勢』でいよう」という気持ちでいましょう。

6)「骨盤姿勢」は体への思いやり

「骨盤姿勢」は、体が正常に機能する姿勢です。体は、休ませるよりも、ちゃんと使ってもらう方が嬉しいのです。なぜなら、体は使うことで機能し、使わなくなると使えなくなってしまうからです。正しくしっかりと体を使うことで機能は増し、しっかり使った後に休ませることで、初めて休ませる意味ができるのです。

「骨盤姿勢」で体を使うことは、いつも私たちの人生に並走して楽しませてくれている体への思いやりだと私は思っています。もし「骨盤姿勢」を忘れがちになってしまったときには、体への思いやりであることを思い出してもらえると、日常に落とし込んでいくことができるようになると思います。

　姿勢のことを学ぶと，まわりの人の姿勢が気になります。

　特に家族に対しては，本人が望んでいるわけでもないのに，「お母さんたらいつも腰が曲がってる。姿勢をよくしなきゃダメじゃない！」「あなた（パートナーや子ども），背中が丸くなると体を壊すわよ！」と注意したくなると思います。でも，まずは注意するのではなく，「姿勢を改善すると，こんなにいいことがあるよ」ということを伝えてほしいと思います。たとえ家族であっても，姿勢を改善するかどうかは，本人が決めることです。

　姿勢を正していくためにとても大切になるのが自発性です。人にいわれたからではなく，自分自身で「骨盤姿勢」を身につけようという気持ちが骨盤を立てるのです。姿勢は，どんな人でもすぐ崩れます。ゆえに，いつも意識することが必要で，それは自発的な気持ちがなければできないことです。

　本書で紹介しているエクササイズは，更年期世代以外の人たち，老若男女問わず有効です。体の状態には個人差があるので，やってみて痛みがなければ続けてくださってかまいません。ただ，もう背骨のラインがC字カーブになっていて，腰の曲がりがかなり強いような人には，「骨盤姿勢」の歩き姿勢のように，頭を前に出さずに後ろ脚を伸ばして歩くのは難しいと思います。

　でも，体は変わります。何歳になっても，高齢者でも，続けていれば曲がった背中でも伸びてきます。ただここで問題なのは，背骨が伸びるまでエクササイズをやり続けるモチベーションが持てるかどうかです。高齢者はそこが難しいことが多いようです。何かやりたいことや目標を持っている人ならまだしも，長年頑張って生きてきて，これからまたさらに背骨を伸ばすために頑張るのはつらい，と思うのは，決して怠けているわけではなく，自然なことだと私は思います。

　もしまわりの人に姿勢を直してもらいたいと思うのであれば，まずは自分が「骨盤姿勢」を身につけましょう。それだけで興味を持ってもらえるはずです。悪い姿勢を見つけては注意する「姿勢ポリス」にはならないでください。また，「姿勢を直しなさい」を叱り言葉にするのはやめましょう。快適に体を使うための提案として，「姿勢が変わるとこんなにいいことがあるよ」と，自分の経験を中心に伝えてください。

第3章 ····· 更年期から始まる新しい生き方

　本書のはじめでもお話ししましたが，更年期というのは一般に，閉経を挟んだ約10年間を指します。女性ホルモン（の減少）が原因の不調はこの時期に起こりやすく，経過してしまえば少なくなっていきます。ところが，不調が姿勢の崩れから来るものだったとしたら，この時期を過ぎてもまだ続いてしまいます。

　更年期はただ女性ホルモンによるトラブルが起こる時期，ということではなく，（卵子を）産む体，女性ホルモンの助けを借りて生きていく体から，産まない体，そして女性ホルモンの助けを借りないで生きていく体へのシフトチェンジをしていく時期です。つまり，「更年期が過ぎたらもとどおり」ということではない，ということを忘れないでください。

　更年期とは，そこから始まる新しい生き方に体を慣らしていく時期です。本書の締めくくりに，更年期以降の生き方のポイントを確認しましょう。

3.1 穏やかな人生の始まり

　生理がなくなる，女性ホルモンが少なくなる，ということを，残念なこと，悪いことととらえる人がいますが，全くそんなことはありません。女性ホルモンが少なくなるからといって男性化することもありません。むしろ，穏やかで優しい気持ちでいられることが増えると思います。

　生理の周期の中で，「わけもなくイライラする」「何だか寂しい」「無性に食べたい」など，特に原因もないのに気持ちがアップダウンしたり，自分ではコントロールできないような衝動に駆られたりすることがよくありますが，その多くは女性ホルモンのバランスによるものです。閉経を迎え，女性ホルモンが減ると，こうした自分ではコントロールできない気持ちや衝動がぐっと減ってきて，凪いだ海のような穏やかな気持ちでいられるようになります。

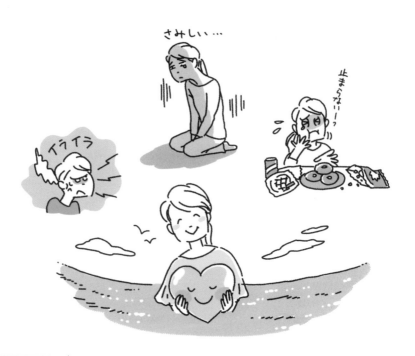

3.2　クリエイティブな人生の始まり

　40年以上生きていると，もともと持って生まれた遺伝的な性質や特性よりも，その間，自分がどんなふうに体を動かし，どんな姿勢で生活し，どんなものを食べてきたかなど，今までどんなふうに体を使ってきたかの結果が体に現れてきます。さらに，女性ホルモンという，体の働きを助けてくれる応援団もいなくなるので，使い方がそのまま体に反映されるようになってきます。

　それは，決してこれから大変な時期に入るという意味ではなく，自分の体を自分でつくっていくことができる，生まれ持っていたものがどんなものであろうとも，自分の生き方でどんなふうにも体をつくることができるという，クリエイティブな人生の始まりだということです。

　どの世代にも，若々しく元気な人とそうでない人がいますが，更年期以降は，その差がどんどんと大きく開いてきます。50代にしか見えないような生き生きとした70代もいれば，その逆で，70代にも見える50代もいます。更年期以降の輝いている女性は，生まれつき美人だとか，スタイルがいいとか，体が丈夫なのではなく，体も心も元気でいる生き方をしています。更年期からは，どんな人にも，なりたい自分になれる，輝く女性になれるチャンスが等しくあるのです。

　自分の体は自分がつくっているのだという自覚と責任を持ち，人任せ，病院任せ（もちろん必要なときは頼りにしましょう）にならない生き方が，更年期以降の生き生きとした人生につながっていきます。

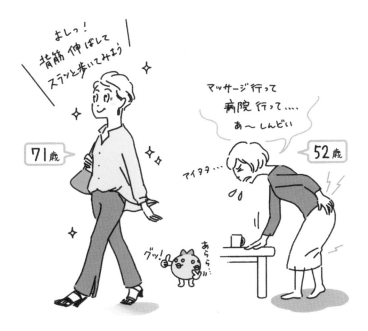

3.3　体は休めるよりも積極的に使う

　更年期に入って，体力の低下や疲れやすさを感じると，休みが足りないせいだと思って体を休めようとしてしまいがちです。でも，そんなときはまず，本当に疲れるような生活をしているか，暮らしを振り返ってみましょう。もし取り立てて忙しく動き回ったり，寝不足が重なったりしてもいないのに疲れている，むしろあまり動くことのない生活を送っていたとしたら，かえってそれは動きが足りないことによる体力の低下から起こっている可能性が高いです。

　また，体よりも頭ばかり使っていると，体は疲れていないのに疲労感を強く感じます。

　体は，使うことで正常に機能し，疲れるくらいの負荷をかけることで機能が向上していきます。休息させるのは，疲労するくらいにしっかり使った後です。使わずに休めてばかりいては，どんどん機能が落ちてきてしまいます。

　「歳をとってきたから，体を休めよう」ではなく，「歳をとってきたから，意識的に，積極的に体を使おう」という気持ちを忘れないようにしてください。

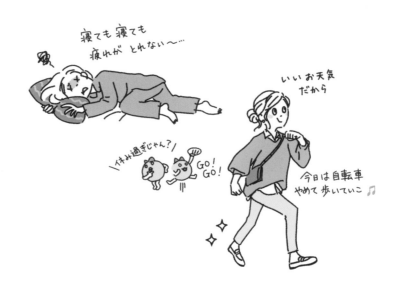

3.4　姿勢への意識を忘れない

　更年期以降の体の変化で一番大きいのは姿勢の崩れです。しかし，それは抗えないことではありません。姿勢を意識して重力に負けない体の使い方をしていれば，80歳でも90歳でも背筋の伸びた姿勢は維持することができます。

　そのために必要なのは，筋トレよりも意識です。姿勢への意識を忘れないこと，「私は背筋を伸ばして生きていこう」と決めることです。

　気がついたら背中も腰も丸くなっていた，ということがないように，まずは自分の姿勢をチェックする習慣をつけましょう。

　姿勢は「抗える老化」であることを忘れないでください。「もう歳だから仕方ない」とあきらめず，「骨盤姿勢」で生きていきましょう。

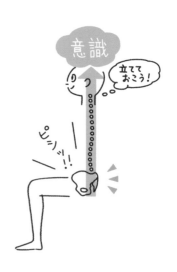

「結婚，出産の経験がなくて生殖器を使っていなかったから更年期トラブルが重いのでは？」と心配する人から相談を受けることがあります。インターネットなどでも，「出産経験がないと更年期不調が重くなる」という情報を見かけることがあります。

でも，私の長年の現場経験からいえば，結婚・出産経験の有無と更年期不調の有無は全く関係ありません。それよりも姿勢が関係していることの方が圧倒的に多いです。

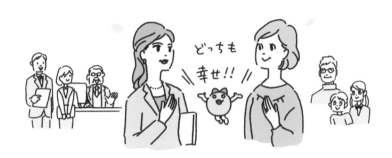

更年期以降を元気に過ごしている人たちを見ていると，ある共通点に気がつきます。

それは，

「自分の体とちゃんと向き合っていること」

そして，

「自分の体と仲よくしていること」

です。

更年期以降は，女性ホルモンという，体の働きを助けてくれる応援団がいなくなることもあって，よくも悪くも，自分が使ったとおりの体になってきます。

若いころには，無茶をしたり，めちゃくちゃな使い方をしたりしてもなんとか回復できていた体も，更年期以降は，なかなかそうはいかなくなります。

姿勢を意識して，正しく，ていねいにしっかりと体を使っていれば，いつまでも元気で動けます。でも，崩れた姿勢のまま，部分的に負荷をかけた状態で使い続けていると，故障することもあります。また，体はあまりにも使わないでいると，機能がどんどん落ちていきます。

体は，私たちが人生を楽しむために大切な相棒です。

体と向き合い，仲よくしながら，
　「私はどんなふうに体を使っているかしら」
と，普段の動き方を確認したり，
　「私がどんなふうに動かせば，体は動きやすいのかしら」
と，会話をするように使っていたりすると，体は嬉しそうに生き生きと
動いてくれるようになります。
　「更年期が，体と仲よく生きていくきっかけになりますように！」
　私はそう願っています。
　人生はまだまだ長いですよ。楽しみましょうね。

索 引

index

*太字：エクササイズ等の名称（赤字：動画 QR コードあり）

欧 文

Ｃ字カーブ　　44, 57
Ｓ字カーブ　　21, 27, 38, 42, 47, 57, 59, 65

あ 行

足裏の痛み　　8
脚の筋肉　　42, 54, 59
脚を伸ばしやすくするエクササイズ
　　59
頭　　33
　　――の位置　　38, 44, 52
抗える老化　　76
歩き姿勢　　18, 25, 29, 58, 63, 69
　　――の練習　　63

胃下垂　　11
息苦しさ　　26, 45
イライラ　　18

後ろ脚を踏み上げる　　29, 62
裏腿ほぐし → 骨盤を立てやすくするエクササイズ
運転中の姿勢　　51
運動不足　　20

エストロゲン（卵胞ホルモン）
　　1, 14, 15

お腹を伸ばす　　59

か 行

外反母趾　　8
肩関節　　4
肩こり　　9, 24, 45
肩の浮き　　45
　　――のチェック　　46
カバンの持ち方　　66
体が硬い　　10

体の使い方　　31
からだレッスン　　31

ギックリ腰　　6
気持ちの落ち込み　　22
逆流性食道炎　　11
筋肉のトラブル　　9
筋肉を使う方向　　53
筋力の低下　　11

首　　13, 16, 18, 24, 33, 44
　　――の角度　　53
　　――のラインのチェック　　44
首こり　　24

月経痛（生理痛）　　9
結婚・出産経験の有無　　77
肩甲骨　　4, 5, 46
腱鞘炎　　5

交感神経　　13
抗重力筋 → 支える筋肉
更年期　　1
更年期以降の生き方　　73
更年期障害　　1
更年期不調　　2, 14, 39, 44, 77
股関節　　11, 13, 15, 19, 28, 52, 57, 58, 63
　　――を動かす　　20, 61
股関節痛　　6
腰を立てる → 骨盤を立てる
五十肩　　4, 45
骨格の崩れ　　4
骨格のトラブル　　4
骨盤　　16, 33, 48
　　――の角度　　52
　　――の傾き　　6, 11
　　――の後傾　　36, 48

　　──を立てやすくするエクササイ
　　ズ（裏腿ほぐし）　37
　　──を立てる　6, 34, 35, 52
骨盤姿勢　32, 34, 67
　　──での座り方　35
骨盤底筋　41
骨盤内の血流　16
こり　9

さ　行

坐骨　35
支える筋肉（抗重力筋）　40, 56,
　　58

四十肩　4, 45
姿勢　2, 3, 31, 48, 49, 56, 67
　　──の崩れ　2, 42, 66
　　──の崩れによって起こるトラブ
　　ル　4
　　──の崩れの原因　32
姿勢ポリス　71
自然な姿勢　67
自分の感覚と実際との差　36, 66
重心　52, 58
重力　3, 40
女性ホルモン　1, 13, 14, 15, 19,
　　33, 73
自律神経　13, 14, 18, 33, 44

睡眠障害　24, 44
頭痛　24
スマホ姿勢　3, 10, 39
座り姿勢　24, 35, 49, 51, 69

生活様式　22
整体　31
生理痛 → 月経痛

背筋（せすじ）を伸ばす　32
背骨　33, 38, 42, 44, 54, 59,
　　65
　　──のＳ字カーブのチェック
　　42
　　──のＳ字カーブを改善するエク
　　ササイズ　21, 27, 47
　　──を上に伸ばすエクササイズ
　　20, 54
仙骨　13, 19, 24, 34

反りの痛み　65

た　行

体温の低下　24
体幹の筋肉　21, 42
体力の低下　75
正しい姿勢　31, 48, 49, 67
正しい座り姿勢をキープしやすくす
るエクササイズ　24, 49
立ち姿勢　52, 57, 58, 69
男性の更年期　16

疲れやすさ　20

デスクワーク　10, 17, 27, 49

な　行

内臓　33
内臓下垂　11, 23

肉体疲労　24
日本人の骨盤　48
尿漏れ　12, 41

猫背　21, 22, 28, 45

のぼせ　18

は　行

背筋（はいきん）　33
排卵痛　12
ばね指　5

膝　52, 58, 63
膝関節　8
膝痛　7
頻尿　12

不安感　1
腹圧　12, 40
副交感神経　13, 18, 19, 24, 33
腹背筋　21, 33, 41
ふくらはぎ　28

閉経　1
便秘　12
扁平足　8

ホットフラッシュ　17, 18, 44

ま　行

巻き肩　45
まっすぐな姿勢　56

むくみ　27

目線　23, 69

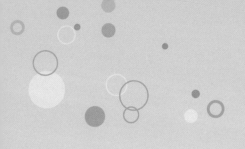

や 行

腰椎すべり症　6
腰椎の圧迫骨折　6
腰痛　6
横猫背　45, 46, 47, 53
寄りかかる　54, 56

ら 行

卵巣　13, 15, 19, 33, 57
卵胞ホルモン → エストロゲン

リモートワーク　17
リュックサック　18, 66
　──の背負い方　66

老化　4
肋骨　26

著者紹介

■ **奥谷まゆみ**（おくたに）

奥谷まゆみ KARADA レッスンスタジオ主宰。整体トレーナー。
施術ではなく，それぞれの人の体を観て，自身が考案した各種エクササイズを指導するスタイルの「からだレッスン」で，老若男女の体づくりをサポート。
1994 年より整体師として活動を始め，1998 年に「整体指導・きらくかん」（後の「からだクリエイトきらくかん」，2022 年に現在の名称に変更）を開業。スタジオでの個人レッスンに加え，全国でワークショップ，出張講座などを開催。
『おんなみち〜幸せ体質のつくりかた』（2008，エンターブレイン），『0 歳〜 18 歳までの骨盤育児』（2015，京阪神 L マガジン），『Dr. クロワッサン 座り方を変えるだけで，不調は治る！』（2016，マガジンハウスムック），『体づくりで変わる産前・産後』（2020，日本看護協会出版会），『不調の 9 割はスマホ姿勢から』（2023，さくら舎）など，著書多数。

奥谷まゆみ KARADA レッスンスタジオ
https://www.kiraku-kan.com/

〈ウィメンズヘルスケア・サポートブック〉
シフトチェンジをスムーズに
更年期からの体（からだ）のトリセツ
不調（ふちょう）を改善（かいぜん）・予防（よぼう）するセルフトレーニングと指導（しどう）

2024 年 3 月 10 日　第 1 版第 1 刷発行　　　　　　　　　　　　　〈検印省略〉

著　者　奥谷まゆみ（おくたに）

発　行　株式会社 **日本看護協会出版会**
　　　　〒 150-0001 東京都渋谷区神宮前 5-8-2　日本看護協会ビル 4 階
　　　　〈注文・問合せ／書店窓口〉TEL / 0436-23-3271　FAX / 0436-23-3272
　　　　〈編集〉TEL / 03-5319-7171
　　　　https://www.jnapc.co.jp

イラスト　大野智湖

実演・
モデル　五十嵐純子

装　丁　安孫子正浩

印　刷　三報社印刷株式会社

©2024　Printed in Japan　ISBN978-4-8180-2767-1

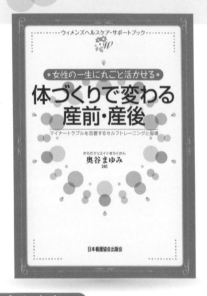
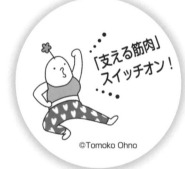